高等医药院校新形态教材

供医学影像技术、放射治疗技术、临床医学及相关专业使用

介入检查技术

（第 2 版）

主　编　罗来树　王红光

副主编　何玉圣　徐明洲　朱栋梁

编　委　（按姓氏汉语拼音排序）

范良好　温州医科大学附属第一医院

何玉圣　中国科学技术大学附属第一医院

荆　晶　中国人民解放军总医院第六医学中心

李国昭　东南大学附属中大医院

罗来树　南昌大学第二附属医院

王红光　河北医科大学第四医院

夏家栋　绍兴文理学院附属医院

徐明洲　南阳医学高等专科学校第一附属医院

郁　鹏　首都医科大学附属北京同仁医院

张孝军　同济大学附属第十人民医院

朱　剑　南昌大学第二附属医院

朱栋梁　广州市第一人民医院

秘　书　朱栋梁　朱　剑

科学出版社

北　京

内 容 简 介

本教材共九章，主要包括数字减影血管造影（DSA）概述、介入放射学的临床应用、各部位常见血管病变的介入治疗和介入影像质量控制等内容。本教材详细介绍了 DSA 成像的基本原理、DSA 特殊成像技术及 DSA 检查的方式，介入诊疗操作的基本方式、介入常用器械与材料，介入治疗的适应证与并发症，各部位血管解剖及相关血管病变的介入治疗的基本流程。从最基础、最实用的角度对介入检查技术基本知识、基本理论及基本操作进行阐述，以便读者能快速掌握介入检查的基本操作，适应介入治疗的基本要求。

本教材可供医学影像技术、放射治疗技术、临床医学及相关专业使用，也可作为初级介入医师的参考用书。

图书在版编目（CIP）数据

介入检查技术 / 罗来树，王红光主编. —2 版. —北京：科学出版社，2024.6

高等医药院校新形态教材

ISBN 978-7-03-077964-9

Ⅰ.①介… Ⅱ.①罗… ②王… Ⅲ.①介入性治疗–高等职业教育–教材 Ⅳ.①R459.9

中国国家版本馆 CIP 数据核字（2024）第 031553 号

责任编辑：王昊敏 / 责任校对：周思梦
责任印制：赵　博 / 封面设计：涿州锦晖

科学出版社 出版

北京东黄城根北街 16 号
邮政编码：100717
http://www.sciencep.com

涿州市般润文化传播有限公司印刷
科学出版社发行　各地新华书店经销
*

2017 年 1 月第　一　版　开本：850×1168　1/16
2024 年 6 月第　二　版　印张：9
2024 年 8 月第六次印刷　字数：268 000

定价：**39.80 元**

（如有印装质量问题，我社负责调换）

前　言

党的二十大报告指出："人民健康是民族昌盛和国家强盛的重要标志。把保障人民健康放在优先发展的战略位置，完善人民健康促进政策。"贯彻落实党的二十大决策部署，积极推动健康事业发展，离不开人才队伍建设。党的二十大报告指出："培养造就大批德才兼备的高素质人才，是国家和民族长远发展大计。"教材是教学内容的重要载体，是教学工作的重要依据，是培养人才的重要保障。本次教材修订旨在贯彻党的二十大精神和党的教育方针，落实立德树人根本任务，坚持为党育人、为国育才。

本教材遵照专业的培养目标，遵循医学影像技术二级学科下介入诊疗技术学亚学科中各种技术更新周期不断变短的现状，紧跟医学影像技术日新月异的发展步伐，追踪医学影像技术中介入诊疗技术学的新理论、新方法及新技术，强化医学影像技术的介入诊疗技术学的交叉性、融合性和前沿性；以临床实际问题为导向，以培养实用专业人才为出发点和落脚点；根据介入诊疗技术的特点，适应特定的学制和学时要求，坚持"三基""五性"和"三特定"的指导思想和原则撰写。

本教材根据介入诊疗技术实际教学和临床应用的需求，分为绪论、DSA 概述、介入放射学的临床应用、头颈部的介入诊疗技术、心脏与冠状动脉的介入诊疗技术、胸部的介入诊疗技术、腹部的介入诊疗技术、四肢血管的介入诊疗技术和介入影像质量控制共 9 章进行编写。从最基础、最实用的角度对一些基本知识、基本理论及基本操作进行阐述，使广大读者能快速掌握介入检查的基本操作，适应介入治疗的基本要求。

本教材的特点是针对介入诊疗中所需要的常规技术，从设备原理、技术操作、技术参数、血管解剖及临床应用方面作了详细的阐述，弥补了其他技术类教材对介入诊疗技术介绍上的不足，是一本介入检查技术类教材。本教材在编写中力求简明扼要，条理清楚，层次分明。

由于编者水平有限，教材可能存在不足之处，恳请广大读者不吝赐教，提出宝贵的改进意见。

罗来树

2023 年 12 月

配 套 资 源

欢迎登录"中科云教育"平台，**免费**数字化课程等你来！

　　本系列教材配有图片、视频、音频、动画、题库、PPT 课件等数字化资源，持续更新，欢迎选用！

"中科云教育"平台数字化课程登录路径

电脑端

▶ 第一步：打开网址 http://www.coursegate.cn/short/A2C5J.action

▶ 第二步：注册、登录

▶ 第三步：点击上方导航栏"课程"，在右侧搜索栏搜索对应课程，开始学习

手机端

▶ 第一步：打开微信"扫一扫"，扫描下方二维码

▶ 第二步：注册、登录

▶ 第三步：用微信扫描上方二维码，进入课程，开始学习

PPT 课件，请在数字化课程中各章节里下载！

目　　录

学习目标

1. 掌握介入放射学的定义。
2. 熟悉国内介入放射学的发展历程。
3. 掌握介入放射学的分类。
4. 掌握介入放射学导向设备。
5. 熟悉介入治疗的常用器械与材料。
6. 了解介入放射学的未来。

第1节 介入放射学概述

介入放射学（interventional radiology，IVR）是以医学影像诊断技术为基础，在影像设备的引导下，利用穿刺针、导管、导丝或其他介入器材或药物，采集组织及生理生化材料对病变进行诊断或对疾病进行治疗的一门学科。可分为经血管介入和非血管介入两部分，目前属于临床医学范畴。

一、介入放射学发展历史

介入放射学是在影像诊断技术中不断探索、创新、完善并发展壮大起来的。1927 年 Moniz 用直接穿刺法做颈动脉造影获得成功；1931 年 Dos Stantos 首先用针穿刺腹主动脉，完成了最早的动脉造影；1953 年瑞典的 Sven-Ivar Seldinger 医师首创了用套管针、导丝和导管经皮股动脉插管做血管造影的方法，大大简化并提高了介入放射学操作的安全性，为当代介入放射学的发展奠定了基础；1964 年美国放射学家 Dotter 开发了使用同轴导管系统的血管成形术，在此基础上，才有球囊导管扩张术和金属支架植入术的出现。1967 年 Margulis 在《美国放射学杂志》（*AJR*）上最早提出 "Interventional diagnostic radiology—a new subspeciality"（介入诊断放射学———一个新的学科），1976 年 Wallace 在 *Cancer* 杂志上以 "Interventional Radiology" 为题系统地阐述了介入放射学的概念，此后，介入放射学（interventional radiology）被学术界广泛认可。Wallace 于 1979 年在欧洲放射学会第一次介入放射学学术会议上作了专题介绍，此命名逐步为国际学术界所认同。20 世纪 70 年代后期，随着自然科学、医学生物技术的发展及新材料的发现，介入相关器材迅速发展，大大促进了经皮穿刺技术的应用和发展，尤其是近年来数字减影血管造影（digital subtraction angiography，DSA）技术的普及，DSA 设备及功能的扩展，给全身各部位的血管造影及血管腔内介入治疗带来了新的发展，使病变的显示更加清晰，定位更加精准；介入治疗的损伤程度更小，治疗效果更加显著。1995 年，旋转 DSA 的临床应用给血管造影带来了极大的便利，1996 年，3D 血管成像使血管的显示更加准确，2001 年，图像融合技术得到快速的发展，介入治疗范围逐步扩大，介入治疗更加精准。2006 年，以色列海法医院成功研制出用于心血管介入的手术机器人即远程导航系统（remote navigation system，RNS），该系统采用多组摩擦轮分别递送导引导丝和球囊支架导管，并首次开展了临床试验。

　　介入放射学所涉及的绝大部分操作是在医学影像设备引导和监测下进行的，通过穿刺、插管将导管插入组织或器官，经过造影明确病变的部位与范围，通过抽吸或切割等方法取得病理学、组织细胞学、生理学和生物化学等方面检查材料；同时在医学影像设备引导和监测下，通过直接穿刺或经皮穿刺插管将导管送入组织和器官，经过灌注、栓塞、成形、引流等方法对病变部位进行一系列特殊的微创治疗。在此基础上充分发挥临床药物治疗和手术治疗的作用，对疾病进行更为准确的诊断检查和更为有效的系统治疗。

　　介入放射学是一门综合性边缘学科，属于微创治疗和介入治疗学的范畴。随着介入放射学技术的不断创新和治疗领域的不断开拓，介入放射学已经广泛涉及临床多个学科，衍生出既相对独立又有机结合的许多分支学科，涉及包括神经、心血管、消化与呼吸、泌尿生殖、运动等诸系统的多种疾病介入治疗，也可对肢体疾病，甚至对表面可见的表浅疾病如血管畸形等进行治疗，可以说，介入放射学的领域已经囊括了绝大多数临床学科的疾病，而且其学科领域仍在不断拓展之中。介入机器人的临床应用，避免了 X 线对介入医师的影响，人工智能辅助介入诊疗技术不断发展，提高了诊疗效率，操作的准确性、安全性和稳定性也显著提高。复合手术室的临床应用将介入放射学与外科开放手术融为一体，减少了患者手术中的转运，缩短了整体手术时间，提高了手术的安全性。

二、我国介入放射学的发展

　　随着国际介入放射学的不断发展与普及，我国介入放射学事业也在不断发展壮大。我国的介入放射学发展历程是从 20 世纪 80 年代开始，我国早期的介入放射学由于设备与器材的不足，起步较晚，技术水平较低，应用范围较窄。

　　1973 年，上海医学院报道经皮穿刺冠状动脉造影实验；1978 年，白求恩国际和平医院开展选择性腹腔动脉造影，同期开展支气管动脉栓塞治疗大咯血；1978 年，上海华山医院首次报道采用国产穿刺针、导管进行肾动脉造影；1981 年，上海中山医院报道经皮肝穿刺胆道引流术（PTCD）；1983 年，北京宣武医院采用经皮腔内血管成形术（PTA）治疗肾动脉狭窄；1986 年，天津医学院附属医院、北京阜外医院、武汉第三人民医院报道利用双腔气囊治疗肾动脉狭窄。

　　我国介入放射学界两大标志性开创人物是贵阳医学院的刘子江教授和复旦大学附属中山医院的林贵教授。1979 年，林贵教授率先对原发性肝癌的选择性造影进行报道。1981 年，刘子江教授举办了介入放射学学习班。天津医科大学贺能树和吴恩惠教授最早系统介绍了介入放射学。1982 年，中华医学会放射学分会吴恩惠教授向全国放射同仁介绍了"介入"这一概念。1984 年，凌峰教授首先开展了神经介入治疗，于 1991 年出版了《介入神经放射学》专著。1985 年，冯敢生教授采用中药作为栓塞剂进行研究，开创了祖国传统医学与介入放射学相结合的新途径。1986 年，夏宝枢在山东潍坊召开了第一届全国介入放射学学术会议。1990 年，卫生部下发了《关于把一部分有条件开展介入放射学的放射科改为临床科室的通知》，从管理体制上确定介入放射科为临床科室，20 世纪 90 年代，介入放射学的开展纳入三级甲等医院的评审要求，极大地推动了介入放射学的发展；1993 年，经颈静脉肝内门体静脉分流术（TIPS）在国内推广；1997 年，景在平教授在国内率先进行了腹主动脉瘤的腔内隔绝术；1997 年，国家科学技术委员会、卫生部将介入放射学项目列入"九五"国家科技攻关计划；2004 年，李彦豪教授使用覆膜支架用于 TIPS 手术，随后各科介入治疗蓬勃发展。2021 年 3 月 13 日，中国科学院院士、复旦大学附属中山医院心内科主任葛均波团队在海南博鳌超级医院完成了中国首例机器人辅助经皮冠状动脉介入治疗（PCI）手术，开创了机器人冠状动脉介入治疗的新时代。一些大型医院专门成立了介入病房，同时也开展了介入放射学的门诊，进一步促进了介入放射学的发展。近年来国产 DSA 设备的发展，国产介入材料的创新，碘对比剂的改进给介入治疗提供了更多安全、可靠、高效的发展空间，也为介入治疗向基层发展提供了有力的保证。

三、介入放射学的地位与未来

介入放射学出现以前，放射医师只能进行一些造影检查或穿刺活检等常规诊断措施，做出影像诊断，确认病变的部位、形态及大小，最后由内科、外科医师进行治疗或手术。介入放射学的出现，给疾病的诊断和治疗提供了新的途径和选择，利用介入放射学技术能够迅速解决很多以往临床难以解决的棘手问题，如急诊出血、急性血管闭塞等，所以迅速得到临床上的认可和支持。

随着医学影像设备和技术的发展，影像诊断医生面临的是如何迅速地掌握新的技术，如何将病变显示得更清楚，同时介入器材的发展也推动了微创手术及介入治疗的发展。作为介入放射学医生应将医学影像诊断知识和介入放射学知识有机结合起来，提高医学影像诊断的水平，充分利用临床的特点，进行综合影像诊断和比较影像诊断的研究和学习。在临床治疗方面，减少治疗过程中对正常组织的损伤是当今所有治疗所追求的目标。外科手术是直接的局部治疗，进行手术治疗会给患者带来一定的创伤，麻醉也存在相应的风险；内科治疗常规使用药物治疗，通过注射药物经血流分布全身后起治疗作用。而介入放射学随着技术水平的提高，以及介入器材的发展，精准治疗、靶向治疗越来越多，可尽量减少操作中对病变周围正常组织的损伤，最大限度地达到对病变的治疗效果。如经导管动脉内药物灌注术（TAI）是将导管直接插入靶血管，进行药物灌注，提高靶血管的药物浓度，明显降低了对正常组织和器官的伤害，达到局部治疗的目的。有一些治疗方法突破了以往内科、外科治疗的限制，大大地降低了手术的风险，如巴德-基亚里综合征（布-加综合征）、主动脉夹层的介入治疗等，采用支架植入手术难度小、治疗危险程度降低，可以简单、快捷地达到治疗目的。虽然介入放射学有很多优势，但目前仍存在一些问题，如介入治疗技术的规范化问题；介入治疗的学术和专业水平在各地发展不平衡；面临微创外科（minimally invasive surgery）的挑战；有一些特殊介入放射学，如心脏的介入放射学的开展，需要介入放射学医生具备坚实的临床知识。

随着介入放射学的发展，介入放射学将成为医学影像学的一个新型分支学科，集诊断与治疗于一体，逐步代替部分内科治疗与外科手术。介入性诊断与治疗手段应用范围越来越广，几乎可用于人体所有的系统与器官，带来学科的进一步分化或成为一个独立的学科。

现在我国大部分地区已经不同程度地开展了介入治疗工作，部分医院设立了介入病房和介入门诊，使介入治疗逐步惠及所有的患者；随着介入治疗的数量和专业队伍逐渐扩大，介入放射学将得到更大的发展。

第2节 介入放射学的分类与范畴

介入放射学是在医学影像学的基础上发展起来的，是临床医学与影像医学结合的产物。介入放射学发展很快，涉及人体的各个系统与器官，分类方法很多。2012年卫生部办公厅《关于印发综合介入诊疗技术管理规范的通知》对综合介入诊疗技术做了规范性要求，随后对神经血管介入、心血管介入和外周血管介入也做了相应的诊疗技术规范；综合介入诊疗技术主要包括对非血管疾病和肿瘤进行诊断和治疗的介入技术。其中，非血管疾病介入诊疗技术是在医学影像设备引导下，经皮穿刺或经体表孔道途径对非血管疾病进行诊断和治疗的技术；肿瘤介入诊疗技术是指在医学影像设备引导下，经血管或非血管途径对肿瘤进行诊断和治疗的技术。介入放射学根据应用范围和综合应用分为治疗介入放射学和诊断介入放射学。本节将分别介绍治疗介入放射学和诊断介入放射学。

一、治疗介入放射学

治疗介入放射学按照介入治疗领域可分为血管性病变的介入治疗和非血管性病变的介入治疗。

（一）血管性病变的介入治疗

1. 经导管动脉内药物灌注术 经皮穿刺插管至靶血管，通过导管灌注药物，达到局部治疗的效果。例如，经皮肝动脉插管灌注化疗药物。

2. 经导管血管栓塞术 经导管将栓塞物质注入病变血管或器官血管内，使之血流中断，以控制出血、治疗肿瘤和血管性病变及削弱患病器官的功能。例如，化疗药物混合碘油栓塞肝动脉治疗肝细胞癌、栓塞剂栓塞部分脾动脉治疗脾功能亢进。

3. 经皮腔内血管成形术 采用球囊或支架机械性扩张、再通狭窄性或闭塞性血管病变，恢复或部分恢复脏器、组织血流。例如，冠状动脉球囊扩张或内支架植入治疗冠状动脉狭窄。

4. 其他血管内介入治疗 下腔静脉滤器植入术是将滤器放置在下腔静脉内，以捕捉远心端下腔静脉和周围静脉脱落的较大血栓，预防发生肺动脉栓塞。静脉输液港植入术是将导管头端置于上腔静脉与右心房交界处，为需要长期输液或肿瘤化疗的患者提供静脉通路，避免有毒、刺激性高渗药物引起外周静脉炎、血管硬化。

（二）非血管性病变的介入治疗

1. 经皮穿刺活检术 包括经皮穿刺细胞抽吸、液体抽吸和组织切割，通过对取得的细胞、液体或组织做生化、病原或病理学检查，达到明确病变性质的目的。

2. 经皮穿刺引流术 是指利用穿刺针和引流导管等器材，经皮穿入体内液体潴留处并植入引流管进行引流。常用于全身各部位的脓肿、囊肿、浆膜腔积液、胆道或泌尿道梗阻、颅内血肿的穿刺引流。再对抽出液进行细胞学、病原学和生化检测。

3. 经皮穿刺消融术 包括射频消融、微波消融、冷冻消融、激光消融、纳米刀等物理消融和注射化学药物[如无水乙醇、乙酸（醋酸）、化疗药物]化学消融两大类。主要用于肿瘤性病变的治疗，也可用于椎间盘突出治疗。

4. 非血管管腔扩张术 当体内的消化道、气道、胆道、尿路等非血管组织的中空管腔发生狭窄或阻塞时，可采用球囊扩张成形术或支架成形术治疗。

5. 其他非血管介入治疗 经皮椎体成形术（percutaneous vertebroplasty，PVP）是用骨穿刺针行椎体穿刺后，将骨水泥（聚乙烯吡咯烷酮）注入病变椎体内，达到缓解疼痛、加固椎体和防止椎体进一步压缩的目的。经皮椎体后凸成形术（percutaneous kyphoplasty，PKP）基本方法同PVP，只是在穿刺成功后先用球囊将病变椎体内扩张形成一个腔隙，然后再注入骨水泥，可恢复椎体部分高度。

二、诊断介入放射学

诊断介入放射学是介入放射学的重要组成部分，血管造影和经皮穿刺活检是诊断介入放射学的核心内容，是制订治疗方案、评价治疗效果、判断疾病预后的基础。

早在19世纪，国外就有学者行肺内诊断性穿刺抽吸获得病原菌，以及行肺穿刺活检诊断肺癌。20世纪以来，随着X线机影像增强透视、实时超声CT和DSA等影像监视系统的发展，经皮穿刺活检成为术前明确诊断肿瘤性病变的常规技术，使血管造影成为血管性病变与肿瘤性病变经血管介入治疗必须执行的常规技术。通过经皮穿刺取得组织学、病原学、血液生化学等材料以达到明确诊断的目的是介入放射学的重要组成部分，而明确诊断又是进行介入治疗的依据，故介入性诊断多在治疗前进行。本章节重点描述以介入性诊断为目的的血管造影技术和穿刺活检技术。

（一）血管造影技术

最初的血管造影图像与骨骼和软组织图像相互重叠，对血管的细小分支显示较差。另外，血管造影图像首先要被投照到 X 线胶片，再经过暗室技术处理后才能看到，而且为静态单幅图像。为了克服骨骼与软组织对血管造影图像的重叠，在 20 世纪 50～60 年代人们采用蒙片减影技术来获得更为清楚的血管造影图像，并结合电影摄影技术，达到了动态观察血流和同时捕获动脉期、实质期、静脉期的目的。20 世纪 80 年代，随着计算机技术的发展，数字减影血管造影设备被广泛应用，数字减影血管造影的优点体现在实时显示减去骨骼和软组织后的动态图像。数字减影血管造影不仅提供了高质量血管造影的图像，而且减少了造影剂的用量。

介入放射学的发展是建立在血管造影的基础上，血管造影诊断不仅对血管性病变、肿瘤性病变具有定位和定性诊断的价值，而且是进行介入治疗的依据；血管造影诊断既可以在介入治疗之前，也可以在介入治疗的过程中和介入治疗之后进行，介入治疗之后的血管造影又是评价介入治疗效果的客观指标之一。

（二）穿刺活检技术

穿刺活检技术包括经皮穿刺细胞抽吸、液体抽吸和组织切割，通过对取得的细胞、液体或组织做生化、病原学或病理学检查，达到明确病变性质的目的。除了体表能够触及的明显病变可以在直视下进行操作以外，为提高经皮穿刺的准确性和避免对正常结构的损伤，经皮穿刺活检均应在影像设备的引导和监视下进行。

第3节 介入放射学设备与器材

一、影像导向设备

介入放射学是在影像导向设备引导下进行介入治疗操作，需要实时显示人体内部结构。这些影像导向设备包括 X 线透视设备、CT、超声波检查仪及磁共振设备等。

（一）X 线透视设备

1. 直接 X 线透视 透视 X 线机是最早用于介入放射学的导向设备，采用荧光屏显示 X 线透过人体后的影像，可直接在 X 线的透视下进行穿刺，获取所需的活检组织。主要用于非血管介入操作导向。其优点：直接、动态，是最早用于介入治疗的设备。缺点：因图像质量差，不能作永久图像记录，X 线辐射剂量大，目前已被其他影像设备所替代。

2. 间接 X 线透视与 DSA

（1）胃肠 X 线机 主要采用影像增强电视系统进行影像导向，通过影像增强电视系统把 X 线的影像转换为可见光，把暗室操作技术转换为明室操作。

（2）DSA 有影像增强型和数字平板型 2 种，是目前主要的介入放射学影像导向设备。

（二）CT

目前螺旋 CT 因其为断面成像，具有多平面重建功能，图像密度分辨力高，定位精准，是非血管介入的主要引导设备。其优点：断面成像，切层薄，定位准确；密度分辨力高，对介入的定位有很大优势；具有 CT 透视功能，能动态观察影像，用于肿瘤射频消融的介入手术。新一代 CT 具有激光定位系统，图像重建速度快，实现了实时动态显像，使导航操作更加便利，定位更加准确。其局限性是 X 线辐射剂量大，介入放射学医师不能进行实时操作；手术操作空间小，不便于介入的无菌操作。

（三）超声波检查仪

超声波检查仪作为介入放射学的导向设备，具有使用方便、实时显像、价格低廉、无射线辐射等优势，对脏器的积液检查和腹部的实质性器官显像具有很大的优势，也是目前介入放射学必要的导向设备。但其分辨力低，对检查骨质及含气的脏器存在缺陷，不能检查头部、肺部，在临床应用方面存在一定的局限性。

（四）磁共振设备

磁共振设备由于具有密度分辨力高、多方位观察图像、多方式成像、无射线辐射的危害、覆盖范围大等特点，作为介入导向设备具有很大优势。但因成像时间长，不适用介入血管性病变治疗；因强磁场的影响需要专业的介入器材；且因设备价格高、介入普及程度低；手术操作空间小，不便于介入的无菌操作等局限性临床很少用于介入导向。介入磁共振（interventional magnetic resonance）发展迅速，应用磁共振引导器械可达到诊断或治疗疾病的目的。作为介入导向工具，磁共振具有其他影像学方法无法比拟的优势，其组织对比优良，空间分辨力达到亚毫米级，对病变定位及其介入引导均有益，更重要的是磁共振具有多平面和三维容积重建的能力，可全面评价介入靶灶与邻近组织的重要解剖关系。介入磁共振系统的要求如下。

1. 介入磁共振系统磁体设计 开展介入磁共振最重要的条件是磁体系统能够允许医生接触患者并进行介入操作。医师越容易接触到患者的磁体系统，其介入性能越好。目前的开放式磁共振系统，可以满足介入磁共振的需要。

2. 介入磁共振手术室及器械设备 磁共振介入手术在磁共振屏蔽室内进行，磁共振介入导航具有室内操作控制台和磁体机房内的显示屏，具有磁兼容性。可以在扫描室内进行各种磁共振操作，便于医师与技师随时沟通。

3. 使用设备及器械要求是磁兼容的，即不含铁质材料。

4. 磁共振介入手术中要有磁共振兼容性生命监护设备，实时监控患者的心率、呼吸、血氧、血压等生理信息的变化，紧急情况下可以及时采取救治措施，保证手术过程的安全性。

磁共振介入的临床应用有磁共振设备引导下经皮穿刺活检及囊肿、血肿和脓肿的抽吸引流；肿瘤消融治疗（如肿瘤激光热消融术、氩氦刀冷冻消融治疗）；肿瘤内局部放射性粒子植入术及化学药物注射；疼痛治疗（如神经根阻滞与腹腔神经丛的阻滞和损毁术）；椎间盘突出微创性旋切结合臭氧治疗术；中晚期帕金森病的微创治疗；乳腺早期病变及前列腺肿瘤的病理诊断与冷冻消融治疗。

🔗 **链 接** 超声与 CT 或 MRI 融合导航技术在介入诊疗中的临床应用 ——————————

介入放射学的影像导引手段包括 X 线透视、超声（US）、CT、DSA 及磁共振成像（MRI）等，各有优势和不足。随着计算机技术和图像融合技术的发展，目前已经可以做到 US 与 CT、US 与 MRI、CT 与正电子发射体层成像（PET）、MRI 与 PET 等多种影像手段的融合，不仅提高了影像诊断的准确性，也为介入诊断和治疗操作提供了极大的便利。融合导航技术充分利用了多种影像手段的优势，提高了介入操作的定位准确性和安全性，扩大了介入诊断和治疗工作的应用范围。

二、介入使用器材

介入使用的器材种类繁多，应用广泛，且随着新技术的发明和医疗器械工业的发展，新的器材不断涌现，本节主要介绍常用器械和常用介入材料。

（一）常用器械

1. 穿刺针 是介入中最基础的材料，是建立介入通道必须具备的工具。按用途可分为脉管用和非脉管用两大类。脉管用穿刺针包括动脉穿刺针、静脉穿刺针和淋巴穿刺针。非脉管用穿刺针可分为软组织穿刺针和骨骼穿刺针等。穿刺针应满足针尖锋利、切缘光滑、粗细适中的要求。

（1）结构和种类 普通穿刺针分为单壁穿刺针和套管穿刺针（图 1-3-1）。单壁穿刺针由单部件的不锈钢制成，针尖呈斜面，主要用于血管前壁的穿刺，针座和针管衔接处应光滑呈漏斗状，以便导丝插入，也可直接连接注射器或连接管。套管穿刺针由外套管和针芯组成，目前常用的针芯多为空心针，针尖锐利，露出外套管之外，常用于外周动静脉常见部位的穿刺。

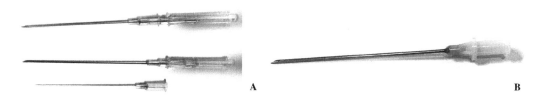

图 1-3-1 两种不同穿刺针
A. 套管穿刺针；B. 单壁穿刺针

（2）规格 国产针头以号数表示规则，针头号数为针管的外径（GB 制），外径 0.6mm 称为 6 号，外径 1.2mm 称为 12 号。国际上以 G（gauge）表示外径，如 16G 的外径为 1.6mm，17G 外径为 1.4mm；与国产针头的号数规则相反，数字越大，针头外径越细，外径在 1.0mm 及以上的穿刺针称为粗针（见表 1-3-1）。

表 1-3-1 穿刺针规格和型号

针头号数	6 号	7 号	8 号	9 号	10 号	12 号	14 号	16 号	20 号
外径	23G	22G	21G	20G	19G	18G	17G	16G	14G
外径（mm）	0.6	0.7	0.8	0.9	1.0	1.2	1.4	1.6	2.0
规格	细针	细针	细针	细针	粗针	粗针	粗针	粗针	粗针

2. 导管

（1）常规导管 是介入放射学的主要器材，根据目的可分为造影导管、引流导管和球囊扩张导管。造影手术中，须根据检查部位血管走向选择导管类型，如肝动脉造影一般选用头端呈 RH 形状的导管，肾动脉造影一般选用头端呈 C 形的 Cobra 导管等。导管头端形状相同者也有弧度大小、管尖长短的差别，以数字编号，如 Cobra1、Cobra12 等。导管的尖端除了形状不同外，开孔也有端孔、侧孔和端侧孔之别，以适应不同部位的造影和引流需要。

1）结构和种类：导管是选择性或超选择性动脉造影的主体，须具有适当的硬度、弹性和扭力，有可塑性，在改变形态后能即刻恢复原来的形态，能耐高温或消毒液消毒，且表面摩擦系数小。为了增加导管的扭力，可在塑料导管壁内放置一层极细钢丝制成的网状物。

导管分为管尖、管干、管尾三部分。管尖呈锥形，壁薄而腔细，仅允许相应的导丝通过，导管的尖端有单孔或多个侧孔，导管前端的形状多种多样；尾端可与注射器吻合。管干的管壁内以纤细的不锈钢丝网络为支架，加强导管的强度，可以耐受更高的压力极限，同时在插管时，旋转导管、通过旋转扭力钢丝网络将力传导到导管的前方，以利于控制导管前端转向。

2）规格：由于使用部位和用途不同，各种导管的长短、粗细、形状均不同。一般导管粗细用法制标准（french gange）来表示（1F=0.33mm），如5F、6F等。管壁厚薄因材料不同或制作厂家不同而异，故同样F数的导管，内径不一定相同。

（2）微导管　适用于超选择性造影、治疗。微导管的特点是导管纤细，一般直径<3F，神经介入所用的微导管直径甚至仅为1.3F（漂浮导管）。微导管的表面光滑并配有微导丝，可作细小迂曲血管分支的超选择性检查、治疗。

3. 导丝

（1）结构　导丝的材料为一种特殊的不锈钢，由内芯和外套构成。为了避免损伤血管壁，导丝的前端相对柔软，柔软段一般长3～5cm，特殊用途者可长达20cm。外套由细的不锈钢丝绕成弹簧状套管，套在内芯外面，其两端都是封闭、圆钝的。弹簧应能耐受反复弯折，不易断折。弹簧中心的空腔装有一直而硬的钢丝内芯，前端渐渐变细与弹簧末端焊接，钢丝内芯尾端与弹簧尾端焊接。

根据外套与内芯之间的关系，可分为固定内芯和活动内芯两种。固定内芯的导丝柔软段只有一段细的不锈钢丝芯，其他部分还有一段与上述细芯焊在一起的较粗的不锈钢丝，内芯较粗段的前部可以突然变细或逐渐变细；活动内芯导丝的粗芯与细芯不焊接在一起，细芯的两端固定在导丝外套的两端，粗芯的尾端与把手相连，并可在外套中进退移动。有的导丝表面经肝素处理，具有表面抗凝血作用；有的导丝外层涂有极薄的四氟乙烯，以增加表面光洁度。为了使导丝光滑，减少凝血而形成血栓和栓塞的机会，导丝表面可涂一层亲水复合物。

（2）种类　根据导丝柔软段的形状可分为直形导丝、弯形导丝和变形导丝。直形导丝为通用的标准型号，导丝前端有3～5cm柔软段，长者达15～20cm；J形导丝前端（即弯形导丝）呈J形弯曲，其优点是插管时遇到弯曲变形的血管，导丝前端不会顶在血管壁上，可以免损伤血管；转向导丝（即变形导丝）由两部分构成，即一根前端可弯180°的可控导丝及一个操纵把手。导丝尾端固定在操纵把手上后，操纵把手即可使导丝前端伸直或弯曲，这种导丝对弯曲成角的动脉或超选择性动脉插管尤为适用。

（3）规格　导丝的规格因各厂商不同而异，国产导丝有两种，一种长在130cm以上，较粗，适用于6F以上的导管；另一种长在130cm以下，较细，适用于5F以下的导管，均为直形固定芯，前端有5cm左右柔软段。导丝的粗细一般以寸或mm表示，常见的表示方法如下（1英寸=25.4mm）：

SF/25/145 表示安全导丝，外径0.025英寸，145cm长

SF/35/145 表示安全导丝，外径0.035英寸，145cm长

SF-21-80-BH，表示直形标准导丝，外径0.021英寸（0.53mm），长80cm，有肝素化聚四氟乙烯（Teflon）鞘。

4. 导管鞘　是一种管壁较薄的管状套鞘。穿刺后，导管鞘套于扩张管上沿导丝进入血管，然后拔出扩张管将导管鞘留在血管内，便于导管进出或更换，以减少血管的损伤。现常用防漏导管鞘，它的特点是导管退出时可防止血液漏出，而且在接头的侧壁外接一个带开关的接管，用于注入肝素盐水，防止导管鞘壁间隙凝血等。

5. 扩张器　也称扩张管，常用质地较硬的聚四氟乙烯制成，为长15～20cm，前端呈光滑的细锥形鞘状物。其作用是当导丝经穿刺针进入血管后，拔出穿刺针，沿导丝插入扩张器并反复数次，以扩大血管壁穿刺口，利于导管头端进入血管穿刺口时减轻血管壁的损伤。

6. 连接管与通断开关　连接管是用于连接导管与注射器、导管与压力监测设备之间的透明塑料管，两端可用金属或塑料制成接头，按接头可分为公母型（FM型）或公公型（MM型）。长度在30～240cm不等，管径的大小也用F表示。通断开关有金属和塑料制品两种，从功能上分为一路、多路和多侧口开关。

除了上述常用器材外，因不同的介入诊疗目的尚需一些其他的器材和药物，如球囊扩张导管、支架、弹簧圈、可脱性球囊、封堵器和栓塞剂等，以及用于造影、化疗、溶栓、解痉、止痛、止吐和急救

的药物。

（二）常用介入材料

1. 球囊导管和药物球囊

（1）球囊导管 广泛应用于血管成形术、支架输送、管腔扩张、高压扩张、脊柱成形术等领域。常见的球囊导管有冠状动脉成形术球囊导管、外周血管扩张术球囊导管、食管狭窄扩张成形球囊导管、椎体球囊导管、尿道球囊扩张导管等。球囊导管主要由球囊和导管两部分组成。血管成形术球囊导管作为常用球囊导管，不仅可以对血管进行扩张、塑形，还可以输送血管支架并对其进行定形。球囊是球囊导管的"心脏"，即球囊导管的执行部件。按照球囊直径大小，通常可以将球囊分为三类：小球囊（直径为 $2\sim5mm$）、普通球囊（直径为 $6\sim12mm$）、大球囊（直径 $\geqslant13mm$）。小球囊通常用于冠状动脉、胫腓动脉和直径偏细的椎动脉等的介入治疗。普通球囊通常用于颈动脉、肾动脉、腘动脉等的介入治疗。大球囊通常用于肾下腹主动脉、髂动脉和腔静脉等的介入治疗。

（2）药物球囊 常用于治疗心血管疾病，可抑制扩张的血管平滑肌细胞的增殖，从而预防再次狭窄的发生。对于病变的小血管，若不能使用支架治疗，则可通过药物球囊治疗病变的小血管，有近期手术者发生血管狭窄时也可以使用药物球囊。

药物球囊在介入中的运用十分广泛，使用支架治疗者若发现还有残余的狭窄，也可以使用药物球囊。使用支架治疗后，若支架在治疗中未能充分扩张，可以使用药物球囊补救。在放好支架后若支架与血管壁贴合不佳，对于有血管发生钙化性病变者，也可以使用药物球囊治疗。

2. 支架 用于支撑狭窄管腔使之再通，分内涵管和金属支架。内涵管用于非血管治疗，如胆道狭窄支架，但管腔没有金属支架大，可以取出。金属支架分自膨式和球囊扩张式两种。

（1）自膨式金属支架 主要用于较大血管和管腔，如颈动脉、锁骨下动脉和腹主动脉、食管、胆道等部位。解脱时依靠特殊编织结构自动膨胀而达到支撑状态，在 X 线下显影较好，具有良好的纵向支撑力、轨迹性和可弯曲性能。

（2）球囊扩张式金属支架 为按特定设计刻出缝隙的不锈钢管，扩张成为网络样支架支撑在血管内。用于椎动脉、冠状动脉、肾动脉、颅内的小动脉等。其原理是将微金属管经激光雕刻后，预装在微球囊表面。释放时将预装球囊按照需要压力充盈，同时支架膨起支撑血管，稳定后泄掉球囊并将其撤出。

3. 栓塞材料

（1）栓塞材料应具备的条件 理想的栓塞材料应符合以下要求：①无毒、无抗原性，具有良好的生物相容性；②易经导管输送；③多样性，可按不同血管的大小选择大小不同的材料；④快速栓塞血管；⑤无毒副作用；⑥无致畸性、致癌作用；⑦易取得、易消毒。

（2）栓塞材料的分类

1）按物理性状分：固体栓塞材料和液体栓塞材料。

2）按材料性质分：对机体无活性材料、自体材料和放射性材料。

3）按材料能否被机体吸收分：可吸收材料和不可吸收材料。

4）按栓塞时间分：短期栓塞材料、中期栓塞材料和长期栓塞材料。

（3）常用的栓塞材料

1）碘油：液体、短期栓塞材料，既是显影剂又是栓塞剂。常与化疗药物混合使用，用于肝癌的化疗栓塞治疗。

2）无水乙醇：又称无水酒精，通过蛋白质变性、凝固使血管内皮细胞和中层血管坏死，并继发血管内血栓形成，致使靶器官缺血坏死。

3）明胶海绵：是一种动物蛋白基质海绵，为较早开发的栓塞剂，具有较好的压缩性和再膨胀性。在机械性栓塞的基础上，其海绵状结构使血细胞聚集，并触发局部凝血反应，最终使血管闭塞。具有无抗原性、可压缩、廉价、易得、易消毒的特点，可根据血管的大小，人工将块状的明胶海绵剪成相应大小的颗粒进行栓塞。同时明胶海绵为中短期栓塞剂，降解时间为2～3周，手术后组织功能容易恢复。

明胶海绵因其可以均匀地在栓塞靶血管内弥散、铸型，达到短暂栓塞目的，是目前使用最普遍的栓塞剂之一。

4）明胶海绵颗粒：为白色或微黄色质轻而软的多孔海绵颗粒状物。由猪皮明胶制备而成，产品不溶于水，但在体内可降解。每100mg产品中游离甲醛含量不大于50μg。适用于各种富血管性实质脏器肿瘤和动脉性出血性病变的栓塞治疗，对需要长久性缓解的病例不宜使用。每次用量不应超过200mg。

5）聚乙烯醇（PVA）颗粒：为PVA系合成材料，用泡沫剂使之形成海绵状，并制成不同大小的颗粒，颗粒直径范围为100～1000μm，也可添加60%硫酸钡或钽粉使其不透X射线。PVA干燥时为压缩状态，血液浸泡后，被压缩的PVA膨胀，恢复到压缩前的大小和形状。PVA具有良好的生物相容性，对机体无活性作用。栓塞血管后不被吸收，纤维组织侵入后发生纤维化，能持久闭塞血管，属永久性栓塞材料。PVA的主要缺点之一是摩擦系数大。栓塞前，根据不同需要，选择相应大小的颗粒。使用前，先放入生理盐水中，驱出颗粒内的空气，然后将不含空气的颗粒悬浮于稀释的对比剂中。用2ml或5ml注射器推送，较高的压力极限易使PVA颗粒通过导管。

6）颗粒、微球和载药微球：聚乙烯醇颗粒、栓塞微球都是聚乙烯的复合物，颗粒体积小，根据制作工艺不同而有所区别。栓塞微球由丙烯酸聚合物及猪凝胶制成，保存在NaCl溶液中。微球直径范围为40～1200μm，根据微球尺寸和装量的不同分为不同规格。临床上用于栓塞动静脉畸形、血管粗大型肿瘤和有症状的子宫纤维瘤。载药微球是一种新型加载化疗药物的栓塞剂，主要成分是聚乙烯醇栓塞微球，是一种能够吸附、携带化疗药物的栓塞材料，进入肿瘤血管后，一方面可以栓塞肿瘤血管，另一方面可通过缓慢释放药物达到长效的治疗作用。

7）外科胶和蓝色组织胶：外科胶主要成分为α-氰基丙烯酸正丁酯。用于手术切口接近皮肤表面边缘的封闭，包括微创介入手术穿刺口的封闭、完全清创后创口的封闭，不可用于皮肤亚表层的闭合；也可用于脑外科血管栓塞或胃底静脉曲张的治疗。蓝色组织胶（NBCA）为液体组织黏合剂。该物质的特点在于同离子型物质如血液中的电解质接触后迅速聚合成硬块，在血管中长期不溶解。NBCA中加入碘油、碘苯酯或钽粉后，不透X射线，并可延长聚合开始时间。调整碘油、碘苯酯的比例，可以适当改变聚合时间，防止与导管粘在一起。NBCA在5%的葡萄糖溶液中不凝聚，用微导管采用三明治方式进行注射。NBCA常用于颅内血管畸形、胃食管静脉曲张、精索静脉曲张、肿瘤的栓塞治疗等。

8）弹簧圈：①游离弹簧圈：导管到位后，将弹簧圈放入导管，用导丝推送出导管，栓塞靶血管。因其可控性差，目前很少使用。②机械可脱性弹簧圈：在弹簧圈解脱以前，可将弹簧圈收回，进行调整，可控性好，安全性较高。③电解可脱性弹簧圈：由于是电解可脱，因此弹簧圈可以更加纤细、柔软，故更加安全。④水解脱微弹簧圈：是通过压力泵产生的液压使弹簧圈解脱，此方式安全、迅速，解脱时微导管头偏移微小，定位更精确。

9）可脱球囊：有乳胶球囊和硅胶球囊两种。与微导管配合使用，当球囊进入瘤体或破口处时，充盈球囊，确认栓塞效果后解脱球囊。

（三）其他

1. 下腔静脉滤器（IVCF）　是为预防下腔静脉系统血栓脱落引起肺动脉栓塞而设计的一种装置。滤器预先如雨伞一样回收在一个特殊的细管内，经专用输送管道，送到下腔静脉相应的位置后，管道撤出，滤器打开，完成释放。

（1）放置滤器　下肢静脉血栓病变的患者，除手术治疗、清除血栓外，多同时放置下腔静脉滤器，以拦截残余血栓，预防急性肺栓塞病变的发生。

（2）取出滤器　通过积极药物溶栓，促进血栓溶解脱离，待下肢血栓症状消失，患者病情稳定以后，可以将下腔静脉滤器取出。

2. 抓捕器　临床上常规的血管内抓捕器可用于导丝的抓捕和异物的取出，根据所在血管的大小有不同口径的抓捕器。目前常规鹅颈抓捕器及三环形异物圈套器，是利用圈套装置抓住异物的头端并将其取出，但是这种抓捕器的抓捕能力有限，易出现在抓捕到异物后取出时异物又脱离圈套的情况，须重新抓捕异物，过程中可能会出现反复多次抓捕的情况，给异物取出造成极大困难，治疗的效率也大大降低。

3. 封堵器　一般指心脏封堵器，心脏封堵器是一种用来填补心脏缺损的新型材料，一般用于治疗先天性心脏病，也可用于大血管破裂的破口修复。根据不同部位及破口的大小，有不同的型号与要求。介入封堵治疗先天性心脏病主要是在医学影像的辅助下，将导管推送到心脏病变的缺损部位进行治疗。介入封堵治疗先天性心脏病，也称为经导管封堵术，具体方法如下。

（1）全身麻醉或者局部麻醉，一般经股静脉为手术入路，将心导管送至先天性心脏病畸形的地方。

（2）将导丝送入，移除心导管及鞘管。

（3）进行全身肝素化。

（4）经交换导丝建立传输运送系统，将合适的封堵器沿交换导丝输送到心脏畸形的部位，撤除导管和交换导丝，释放封堵器或者是撤除输送鞘管。

（5）重复造影或者超声心动图检查，观察一下封堵器的位置、形态及夹闭边缘的情况，检查有无残余分流及瓣膜有无启闭异常。检查无误后，旋转导丝，完成封堵。

4. 血管缝合器系统　由血管缝合系统（Perclose ProGlide）缝合器和缝线修整器组成。缝合器包括两根不锈钢针及缝线，缝线材料为聚丙烯，规格为 3-0。一次性使用，适用于使用 5F 至 21F 鞘管进行介入导管检查或治疗的患者，在术后经皮递送缝线以缝合股总动脉穿刺部位，以减少压迫血管的时间，减少出血。

（罗来树　夏家栋　朱　剑）

第2章
DSA 概述

⚙ **学习目标**

1. 掌握 DSA 的成像原理，DSA 的减影方式与 DSA 的成像方式，高压注射器的基本结构。
2. 熟悉 DSA 信号形成，DSA 的各种特殊功能和基本构成，高压注射参数的内容。
3. 了解 DSA 的信号采集，DSA 的路径图技术。

第 1 节 DSA 的成像原理

数字减影血管造影（digital subtraction angiography，DSA）X 射线机设备，简称 DSA 设备，是具有数字减影功能的血管造影设备，是常规血管造影术、计算机及图像处理技术相结合的产品。

DSA 设备是由美国威斯康星大学的 Mistretta 小组和亚利桑那大学的 Nadelman 小组首先研制成功，于 1980 年 11 月在芝加哥召开的北美放射学会上公布。我国于 1984 年开始引进 DSA 设备，1985 年初应用于临床，其后迅速推广至全国的许多医疗、教学及科研单位。

随着 DSA 设备硬件、软件不断改进，其时间和空间分辨力及图像质量明显提高，X 射线辐射剂量明显降低；平板探测器（flat detector，FD）逐步替代了影像增强器（image intensifier，II）、摄像机及电视系统组成的图像采集及处理系统（成像链）。目前平板探测器普遍采用非晶硅动态平板探测器，仅少数机型采用互补金属氧化物半导体器件（CMOS）平板探测器。随着 DSA 设备的更新换代，成像方式也不断更新，如数字脉冲透视及存储、路径图及 3D 路径图、智能三维路图导航穿刺技术、旋转 DSA 及 3D-DSA、步进 DSA、下肢跟踪 DSA、虚拟支架植入术、自动最佳角度定位、C 臂 CT 技术及自动分析功能等被广泛应用于临床。以 DSA-CT 或 DSA-MRI 一体机为主组成的复合手术室正在兴起，DSA 设备正朝着一体化、程序化、自动化及智能化等方向发展。

目前，DSA 设备主要应用于心血管、脑血管等全身各部位血管造影检查及介入治疗。本章主要讲述 80kW 及以上的大型 DSA 设备的成像原理及相关技术。

一、影像增强器型 DSA 成像原理

DSA 是利用影像增强器将透过人体后已衰减的未造影图像的 X 射线信号增强，再用高分辨率摄像机对增强后的图像做一系列扫描。扫描本身就是把整个图像按一定的矩阵分成许多小方块，即像素。所得到的各种不同的信息经模-数转换（A/D 转换）成不同值的数字存储起来，再把造影图像的数字信息与未造影图像的数字信息相减，所获得的不同数值的差值信号，经数-模转换（D/A 转换）成各种不同的灰度等级，在阴极射线管上构成图像。由此，骨骼和软组织的影像被消除，仅留下含有对比剂的血管影像，如图 2-1-1 所示。

总之，DSA 是将未造影的图像和造影图像经影像增强器分别增强，摄像机扫描且矩阵化，经模-数转换成数字，两者相减而获得数字化图像，最后经数-模转换成减影图像，其结果是消除了造影血管以外的结构，突出了被造影的血管影像。

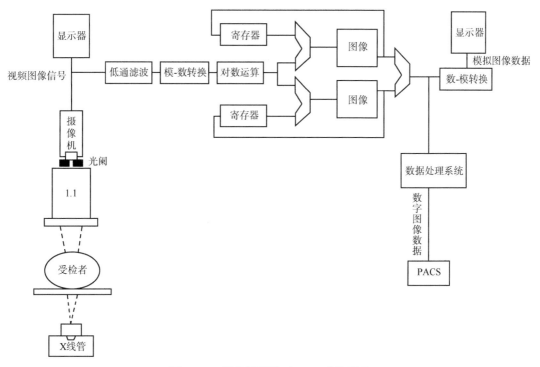

图 2-1-1　影像增强器型 DSA 成像原理
PACS. 影像存储与传输系统

DSA 的减影过程基本上按下列顺序进行：①摄制普通片（造影像）；②制备蒙片（mask，又称素片、掩模片、基片）；③摄制血管造影片；④把蒙片与血管造影片重叠一起翻印成减影片。①与③为同部位同条件曝光。制备蒙片是减影的关键，蒙片就是与普通平片的图像完全相同，而密度正好相反的图像，即正像，相当于透视影像，如图 2-1-2 所示。

二、平板探测器型 DSA 成像原理

平板探测器主要包括非晶硒平板探测器和非晶硅平板探测器，目前主要使用非晶硅平板探测器。平板探测器型 DSA 的成像原理是：利用平板探测器进行 DSA 图像采集的原理与影像增强器型 DSA 类似，只是从平板探测器直接采集得到数字图像信号。减影过程为：首先设定蒙片并采集，然后将采集得到的图像与蒙片作减法处理，得到减影图像序列。

（一）非晶硅平板探测器的成像原理

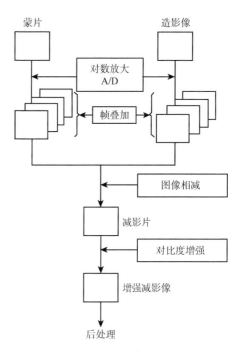

图 2-1-2　DSA 处理流程图

非晶硅平板探测器是以非晶硅光电二极管阵列为核心的 X 射线探测器，在 X 射线照射下探测器的闪烁体或荧光体层将 X 射线光子转换为可见光，而后由具有光电二极管作用的非晶硅阵列变为图像电信号，通过外围电路检出及模-数转换，从而获得数字化图像。其成像原理是 X 射线穿透人体产生具有吸收差异的 X 射线，使闪烁晶体发光，可见光照射到光敏二极管形成电信号，再经处理形成数字图像。非晶硅平板探测器具有成像速度快、良好的空间及密度分辨力、高信噪比、直接数字输出等优点，从而被广泛应用于各种数字化射线成像装置。

非晶硅平板探测器成像的基本过程为：位于探测器顶层的碘化铯闪烁晶体将入射 X 射线光子转换为可见光图像；位于碘化铯层下的非晶硅光电二极管阵列将可见光图像转换为电荷图像，每一像素电荷量的变化与入射 X 射线的强弱成正比，同时该阵列还将空间上连续的 X 射线图像转换为一定数量的行和列构成的点阵式图像。点阵的密度决定图像的空间分辨力，行与列的驱动电路在中央控制器的控制下形成一幅完整的数字图形。

非晶硅平板探测器的 X 射线成像的基本原理：整个 X 射线成像过程可大体上分为两步进行。第一步，将带有人体信息的入射 X 射线光子通过某种发光荧光体物质转换为可见光信息，再定向传送到大面积非晶硅探测器阵列，完成信息 X 射线的能量转换和传导过程；第二步，通过大规模集成非晶硅光电二极管阵列将可见光信息转换形成信息电荷，然后由读出电路将放大、模-数转换形成的数字信号传送到计算机运算后形成可显示的数字图像。

（二）非晶硒平板探测器的成像原理

非晶硒平板探测器（即直接转换数字平板探测器）是利用非晶硒的光电导特性将 X 射线光子转换为电信号的探测器，其从根本上消除了可见光的存在，从而避免了由其带来的图像分辨力下降。非晶硒平板内部结构分为非晶硒半导体材料涂层和非晶硅薄膜晶体管（TFT）阵列两层。阵列板每一单元含一个存储电容和非晶硒（a-Se）。工作时，a-Se 光电导层两面的电极板间加有数千伏或更高的电压，光电导层吸收照射的 X 射线光量子，在外加电场的作用下，激发出电子和空穴对，并在所加电场下运动至相应的电极，到达像素电极的电荷给存储电容充电，产生相应的电荷变化。信号电荷通过 TFT 输出，经放大、处理、变换，形成对应像素的数字化图像信号。高集成度保证了相邻像素中心间距（简称像素间距）小，数据读出时，一行的所有列被同时读出，并逐行扫描，读出所有行。全部单元的信息被读出后，所有信息被处理为一幅完整的数字化图像。

非晶硒探测器的 X 射线图像形成是在 X 射线照射后的极短时间（3～7s）内完成，大致可分为以下四步：①每次曝光前，先在非晶硒层两面的偏置电极板间预先施加 0～5000V 正向电压，使非晶硒层内形成偏置电场，像素矩阵处于预置初始状态。②X 射线曝光时，非晶硒光电导层吸收 X 射线光子并在层内激发出电子-空穴对（离子对）。在外加偏置电场作用下，电子和空穴做反向运动而产生电流，电流的大小与入射 X 射线光子的数量成正比，电流信号以垂直方向运动至电荷采集电极，给存储电容（极间电容，集电极）充电，这些电荷将被存储在电容上，直至被读出。③TFT 存储电容内电荷量的读出，由门控信号控制，每次同时读取一行。电荷读出的过程是：门控电压设置为高电位时，相应行内所有像素的 TFT 导通，各像素收集的电荷信号通过数据线同时被读出，经电荷放大器和乘法器放大输出，再经模-数转换后形成对应像素的二进制数字信号，传送到计算机。当像素阵列中所有行的信号被逐行全部读出后，由计算机进行处理，重建出数字化图像在显示器上显示出来。④在像素矩阵中的存储电荷信号被全部读出后，控制电路将自动消除各像素的残留信号电荷，恢复到曝光前的初始状态。

第 2 节　DSA 信号与图像形成

一、DSA 信号与信号幅度

（一）DSA 信号

DSA 使用 X 射线成像，经减影形成仅含有对比剂的血管图像。在造影期间进行两次曝光，一次是在对比剂到达感兴趣区之前，另一次是在对比剂到达感兴趣区并出现最大浓度时，相应的图像被称为蒙片和造影像。如果受检者在曝光过程中保持体位不移动，则两图像之间的唯一差别就是含有对比剂的血管影像，二者的差值就是 DSA 的信号。这个信号与整个未减影的视频信号范围相比是非常小的，但经过对数或线性放大、窗口技术等处理将差值信号放大到充满整个亮度范围，这就是通常所说的 DSA 具有探测非常小的信号等级的能力，被描述为对比灵敏度或对比分辨力。

与此同时，图像的背景噪声也被增强，影响对细小血管的观察，所以说噪声是影响 DSA 图像的一个重要因素。DSA 中减影与放大是两个不可缺少的步骤，它们分别提供了对比剂的分离和增强。

在 DSA 减影中，图像对比度百分比被规定为差值信号的数值与蒙片图像中同一点所测的信号百分比。

对动脉 DSA（IA-DSA）和静脉 DSA（IV-DSA）中较小的血管成像来说，图像对比度通常在 1%～10% 范围内，然后再通过放大等技术使对比增强。在投射的 X 射线成像中，图像的对比度由横切物质的总长度决定。在非减影的 X 射线成像中，"长度"被规定为物质密度和沿着 X 射线束路径的实际长度的乘积。对于 DSA 来说，由于减影步骤，实际的相关长度是在蒙片像与造影像之间，这个"长度"是血管内碘浓度（P^I）与血管直径（d）的乘积。随着 P^I 和 d 的增加，DSA 差值信号也增加。

由此可见，DSA 的信号是由对比剂的摄影浓度 $P^I d$ 决定的。因为碘浓度的单位是 mg/cm^3，直径的单位是 cm，所以 DSA 信号的相关物理单位为 mg/cm^2。

综上所述，一个 DSA 图像的形成是在感兴趣区的对比剂团块到达之前采集一张蒙片，然后在对比剂充盈时采集第二张图像，两张图像相减，分离出对比剂的信号，最后将差值信号放大而进一步增强。在 DSA 中，感兴趣区的信号是对比剂的摄影碘浓度，即血管的直径与该处血管内碘浓度的乘积，随着二者的增加，DSA 的差值信号也增加。

（二）DSA 的信号幅度

在进行 DSA 检查之前，了解被成像的信号幅度是很重要的，有助于选择为获得足够对比信号的探测能力和最大允许的系统噪声等级而需要的曝光剂量。

在造影过程中，利用 DSA 设备附有的视频密度计可把记录到的视频信号量转化为视频密度值，以时间值为 x 轴，视频密度值为 y 轴作图，即得到时间-视频密度曲线。视频密度值是影像增强器输入端接受的射线强度的模拟，一个感兴趣区的时间-视频密度曲线反映的是透射该感兴趣区的 X 射线衰减的时间变化。从另一方面讲，透射任何感兴趣区射线的衰减，在 X 射线管输出能量不变的情况下，主要决定于感兴趣区结构的密度和厚度。

在血管造影中，同一感兴趣区不同时相的影像对 X 射线衰减的变化，取决于感兴趣区内的碘含量。时间-视频密度曲线则间接反映该感兴趣区血管内碘的廓清过程。但是，DSA 探测到的视频密度值为一亮度值或称灰度，其亮度值是由感兴趣区所含的碘信号与 X 射线透射量共同决定的。只要知道感兴趣区的 X 射线透射量就可求得感兴趣区含碘量（$I=e^{-K \cdot m}$），时间-视频密度曲线与时间-浓度曲线相关，最理想的时间-视频密度曲线是高的脉冲峰值和窄的脉冲宽度。

曲线的高峰值表示碘浓度高，图像的信噪比高；窄的宽度表示成像序列短，可避免在造影中因受检者移动和吞咽等产生的伪影。在实际工作中，许多因素会影响时间-浓度曲线。IV-DSA 中，静脉内给药，使动脉显影，对比剂团块在整个体循环和肺循环中稀释，静脉给药提供的峰值动脉碘浓度与直接动脉给药相比是相当小的。所以，IV-DSA 提供的是明显降低的 DSA 差值信号，出现低峰宽底的时间-密度曲线。

在 IA-DSA 中，特别在选择性和超选择性血管造影中，对比剂团块不需要一定时间的传输与涂布，并在注射参数的选择上有许多灵活性。假设，以每毫升 75mg 碘的浓度将 8ml 试剂在 1s 内注入颈总动脉，而通过颈总动脉的标准血流是 8ml/s，根据压力极限，对比剂将在 1s 内取代血流速度，即使在注射期间产生一些稀释，动脉碘浓度仍将达到 50～70mg/ml。因而，IA-DSA 提供的是高峰窄底的时间-视频密度曲线。

在 DSA 中，血管显影所需的最低限度的碘量与血管直径成反比。在较大血管显示上，于显影高峰期间增加碘浓度使之超过最低限度值无助于获取更多的信息。相反，在直径较小的血管，增加血管内的碘浓度将改善显示。

二、DSA 图像采集

（一）一般资料输入

在受检者进行 DSA 检查治疗前，应将有关资料输入计算机内，以便检查后查询，对图像进行分析，为复查提供依据，同时也为图像拷贝或激光照相留下文字记录，避免张冠李戴的现象发生，提高工作质量和工作效率。

（二）DSA 设备图像的基本采集方式

1. 透视　是诊断用 X 射线设备的基本功能，DSA 设备的透视一般包括脉冲透视和连续透视两种。

（1）脉冲透视（pulse fluoroscopy）　是指在透视影像数字化的基础上实现的，是利用 X 射线管栅控技术降低 X 射线辐射剂量的一种透视技术。设备的数字脉冲透视技术可有 9 挡（0.5f/s、1f/s、2f/s、3f/s、4f/s、6f/s、7.5f/s、15f/s、30f/s）选择。脉冲率越小，脉宽越窄，辐射剂量越小，介入操作者受辐射的剂量越小。但脉冲频率太低时，活动影像透视将出现动画状跳动和拖曳；脉宽太窄时透视影像质量下降。设备能对脉冲透视影像进行增强、平滑、除噪等滤波处理，从而改善影像的清晰度。

（2）连续透视（continuous fluoroscopy）　是指脉冲率大于 25f/s 以上的脉冲透视。脉冲透视较常规透视辐射剂量减少约 40%。

每次透视的最后一帧影像被暂存，并且保留在监视器上显示，称为末帧影像冻结（last image hold，LIH）。充分利用 LIH 技术，可以减少不必要的透视，明显缩短总透视时间，达到减少辐射剂量的目的。在 LIH 状态下还能调整 DSA 滤板和隔板。

自动动态透视图像存储是优于影像冻结单幅图像的一项新技术，可存数百幅图像，用低剂量的透视来替代采集，获得清晰的动态图像，方便反复调取观察和会诊，极大地减少了辐射剂量。

2. 图像采集　包括数字 X 射线摄影（DR）采集、DSA 采集、单帧采集、序列采集。

DSA 设备中除透视外，还有一个重要功能就是脉冲式数字化摄影，通常称为图像采集。按照采集方式不同分为 DR 采集和 DSA 采集。按照图像采集数量分为单帧采集和序列采集。按照采集过程中是否变化采集帧率分为固定帧率采集和变速采集。

DR 采集可以采用单帧采集和序列采集两种方式，主要用于采集蒙片（掩模片）和造影像。以数字式快速短脉冲进行影像采集。根据采集矩阵的大小决定采样时钟的速率，对 512×512 矩阵，采样频率需大于 100MHz；对 768×572 矩阵和 1024×1024 矩阵，需要的采样频率分别为 15MHz 和 20MHz。按照对数字影像灰度级的要求选择模-数转换器的量化等级，即位（bit）数，一般为 12bit 或 14bit。目前设备的常规 DR 采集帧率选择范围为 0.5～30.0f/s。

DSA 采集一般采用固定帧率的序列采集方式，获得一个序列的血管减影图像。目前设备的常规采集帧率选择范围为 0.5～7.5f/s。

数字电影减影以快速短脉冲曝光进行数字图像采集。高速采集帧率在 1024×1024 矩阵选择范围为 7.5～30.0f/s，选择减小空间分辨力时可达 60f/s。这种采集方式多用于心脏、冠状动脉等运动部位。

3. 采集时机及帧率　采集时机及帧率的选择原则是使对比剂的最大浓度出现在所摄取的造影系列图像中，并尽可能减少受检者的曝光量。

采集时机可在 DSA 键盘上输入计算机，也可在高压注射器上进行选择，即采集延迟或注射延迟。采集延迟就是先注射对比剂，然后曝光采集图像；注射延迟则是先曝光采集图像，后注射对比剂。延迟的选择取决于造影方法及导管顶端至造影部位的距离，在 IV-DSA 或导管顶端距感兴趣区较远时，应使用采集延迟；IA-DSA 特别是选择性和超选择性动脉造影时，应选用注射延迟。如延迟时间选择不当，在曝光采像时可能导致对比剂先流走，图像上无碘信号；或者曝光时间很长，图像上出现的碘信号达不到要求，因此延迟时间的选择必须恰到好处。

采集帧率根据 DSA 装置、病变部位和病变特点不同而不同。大多数 DSA 装置的采集帧率是可变的，一般有 2f/s、3f/s、4f/s、6f/s、12f/s、25f/s、30f/s 等。有的超脉冲式和连续方式高达每秒 50 帧。这些帧率在造影前进行选定，输入计算机内自动执行。

一般来说，头颅、四肢、盆腔等不移动的部位，每秒取 2~3 帧；腹部、肺部、颈部较易运动的部位，每秒取 6 帧，对不易配合者可取每秒 12.5 帧；心脏和冠状动脉等运动大的部位每秒在 25 帧以上，才能保证采集的图像清晰。至于采集的时间要依据导管头端所在动脉的位置、病变的部位和诊断的要求而定，如腹腔动脉造影时要观察门静脉，颈内动脉造影要观察静脉窦期等，采像时间可达 15~20 秒。

4. 选择相关技术参数 DSA 检查前都要选择减影方式、矩阵大小、增强器输入野的尺寸（放大率）、摄像机光圈大小、X 射线焦点、X 射线管的负载、X 射线脉冲宽度、千伏和毫安值，采集帧率，蒙片的帧数，积分帧数，放大类型，曝光时间，注射延迟类型和时间，对比剂总量和浓度、注射流率、噪声消除方式等。这些参数的选择依据 DSA 的装置不同而不同，有的参数是机器自动进行调节，有的参数某种机器没有设置，有的参数则是在操作时选定。

对于上述参数的选择应该从整体出发，全面权衡某一参数的价值及对另一参数的影响，不可顾此失彼，偏废某一方面。既要考虑图像质量，又要考虑受检者接受的 X 射线剂量，受检者对对比剂的量及流率的耐受性，以及 X 射线管的负载，病变的诊断要求等，制订合理的方案，以满足成像质量的要求。例如，心脏成像需要高帧率、对比剂大剂量和快速率注射；而四肢血管 DSA 成像则需要低帧率，对比剂低浓度。在四肢动脉末梢血管成像时，需要曝光延迟，提前注射对比剂。

此外，补偿滤过是 DSA 检查中一个不可缺少的步骤，直接关系到成像质量，采像时应在视野内密度低的部分加入一些吸收 X 射线的物质，使 X 射线在被照射区域内的衰减接近均匀，以防止饱和状伪影的产生。

5. 蒙片的选择与充盈像的相减组合 采像后减影图像在监视器上显示，其效果在于选择蒙片与充盈像，以及它们之间的相减组合。蒙片和充盈像的相减组合可在造影前设定，倘若出来的差值图像不理想，还可在后处理中重新选择蒙片和充盈像，并进行配对减影。

DSA 的后处理一般是将整个造影过程复习一遍，再确定其减影对。蒙片既可选在对比剂出现之前，又可选择在对比剂从血管中消失之后，也可选择在对比剂充盈最佳时。若对比剂出现之前的蒙片由于受检者运动，减影图像出现模糊，可选用对比剂从血管中消失后的图像作蒙片。如对比剂出现之前或消失之后的蒙片噪声很大，还可以将多帧蒙片叠加进行积分，以提高图像的信噪比。关于充盈像的选择，一般来说以对比剂在感兴趣区血管内充盈最佳为好。当蒙片和充盈像选定后，进行配对相减，以获得符合诊断要求的差值减影像。

第3节 DSA 检查方式

一、DSA 的成像方式

DSA 成像方式分静脉 DSA（IV-DSA）、动脉 DSA（IA-DSA）和动态 DSA 三类。静脉 DSA 分外周静脉法和中心静脉法，动脉 DSA 分选择性和超选择性方法，目前临床应用以选择性或超选择性动脉 DSA 为主。

（一）静脉 DSA

发展 DSA 最初的动机是希望通过静脉注射方式显示动脉系统，但 IV-DSA 到动脉显影处的碘浓度仅是所注射对比剂浓度的 1/20。由于对比剂团块特性曲线的峰值与注射碘的总量成正比，与心排血量成正比，与中心血量成反比。所以，IV-DSA 是一种高对比剂剂量的造影检查，每次检查需要多次注入大量对比剂，方能显示感兴趣区的全貌。在进行 IV-DSA 前，先要进行血液循环时间的估测，而血液循环时间长短又受诸多因素的影响，如个体差异、运动状况及受检部位的距离，导管顶端及对比剂注射部位等。目前用外周静脉法和中心静脉法 DSA 来显示动脉系统的方法已基本废弃。

（二）动脉 DSA

IA-DSA 的应用广泛，对比剂被直接注入感兴趣动脉或接近感兴趣动脉处，对比剂稀释较 IV-DSA 要轻微得多。IA-DSA 使用的对比剂浓度低，对比剂团块不需要长时间的传输与涂布，在注射参数的选择上有许多灵活性。同时，影像重叠少，图像清晰，质量高，DSA 成像对受检者的影响减少，对受检者的损伤也减少。

DSA 显示血管的能力与血管内碘浓度和曝光量平方根的乘积成正比，管腔大，对比剂浓度低，显示不明显；管腔小，对比剂浓度高，显示效果好。

如欲使直径相差一倍的两血管成像获得同样清晰的效果，可将血管内的碘浓度加倍或将曝光量增强 4 倍。但从受检者的辐射剂量和设备的负荷考虑，可取的方式是提高血管内碘浓度。

（三）动态 DSA

在 DSA 成像过程中，X 射线管、人体和探测器在规律运动的情况下，获得 DSA 图像的方式，称为动态 DSA。常见的是旋转式血管造影和步进式血管造影或遥控对比剂跟踪技术等。

二、DSA 的减影方式

DSA 是通过计算机处理突显血管而消除其他组织干扰的技术。它的减影方式有时间减影、能量减影及混合减影。现常用的方式是时间减影。

（一）时间减影

时间减影（temporal subtraction）是注入的对比剂团块进入感兴趣区之前，将一帧或多帧图像作蒙片储存起来，并与按时间顺序出现的含有对比剂的充盈像——进行相减。这样可消除两帧间相同部分的影像，而突出显示对比剂通过的部分。因造影像和蒙片两者获得的时间先后不同，故称时间减影。它包括脉冲方式、超脉冲方式、连续方式、时间间隔差方式、路标方式、心电图触发脉冲方式等。

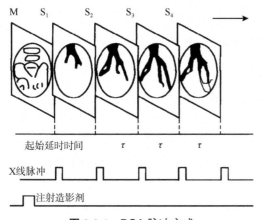

图 2-3-1　DSA 脉冲方式

M. 蒙片；S. 减影图像；τ. 1/脉冲率

1. 脉冲方式（pulse mode）　为每秒进行数帧摄影，采用间隙 X 射线脉冲曝光，持续时间（脉冲宽度）在几毫秒到几百毫秒之间。同时 DSA 系统在对比剂未注入造影部位血管前和对比剂逐渐扩散的过程中对 X 射线图像进行采样和减影，最后得到一系列连续间隔的减影图像。脉冲方式的特点是间隙、一连串单一曝光，射线剂量较强，所获得的图像信噪比较高，图像质量好，是一种普遍采用的方式。这种方式主要适用于活动较少的部位，如脑、颈、腹部等，如图 2-3-1 所示。

2. 超脉冲方式（super pulse mode）　是在短时间进行每秒 6～30 帧的 X 射线脉冲摄影，然后逐帧高速度重复减影，具有频率高、脉宽窄的特点。这种方式适用于快速运动的器官，以减少图像的运动性模糊，如心脏、冠状动脉及大血管 DSA 成像。由于每帧的 X 射线剂量较低，噪声相应增加，对比分辨率降低。由于在短时间内进行一序列的 X 射线曝光，对 X 射线机要求较高，X 射线管的负荷也增大，需用大电流的大热容量 X 射线管，以及极少延时的快速控制电路，如图 2-3-2 所示。

3. 连续方式（continuous mode） 与透视一样，X 射线机连续发出 X 射线照射，得到与电视摄像机同步，以 25～

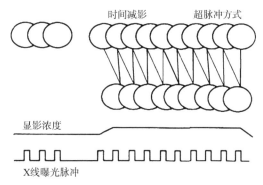

图 2-3-2 DSA 超脉冲方式

50f/s 的连续影像的信号，亦类似于超脉冲方式，它以电视视频速度观察连续的血管造影过程或血管减影过程。连续方式频率高，能显示快速运动的部位，如心脏、大血管，单位时间内图像帧数多，时间分辨力高。在这种方式时，采用连续 X 射线或脉冲 X 射线照射，在摄制了蒙片以后每张图像都与之相减，产生一个连续的图像系列，如图 2-3-3 所示。

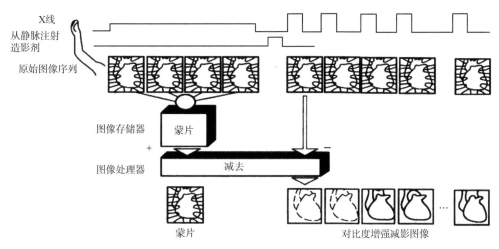

图 2-3-3 DSA 连续方式

4. 时间间隔差方式（time interval difference，TID） 是蒙片不固定，顺次随机地将帧间图像取出，再与其后一定间隔的图像进行减影处理，从而获得一个序列的差值图像。蒙片时时变化，边更新边重复减影处理，如图 2-3-4 所示。

5. 路标方式（road map mode） 为介入性操作插管提供了安全快捷的条件，是一种实时时间减影技术。在透视情况下选择路标功能，推注对比剂使血管内对比剂浓度达到最高时停止注射，这样获得的血管图像作为辅助蒙片，与随后不含对比剂的图像进行相减，获得仅含对比剂的血管像，作为基准图像显示在显示屏上，随后的导管或导丝在血管图像上走行。操作者能清楚地了解导管的走向和尖端的具体位置，顺利地将导管插入目的区域，如图 2-3-5 所示。

6. 心电图触发脉冲方式 与固定频率工作方式不同，它与心脏大血管的搏动节律相匹配，以保证系列中所有的图像与其节律同相位，释放曝光的时间点是变化的，以便掌握最小的心血管运动时机。外部心电图以三种方式触发采像：①连续心电图标记；②脉冲心电图标记；③脉冲心电门控。在系列心电图触发工作中，由于避免了心脏搏动产生的图像运动性模糊，所以在图像频率低时也能获得对比度和分辨力高的图像。此方式用于心脏、大血管的 DSA 检查，如图 2-3-6 所示。

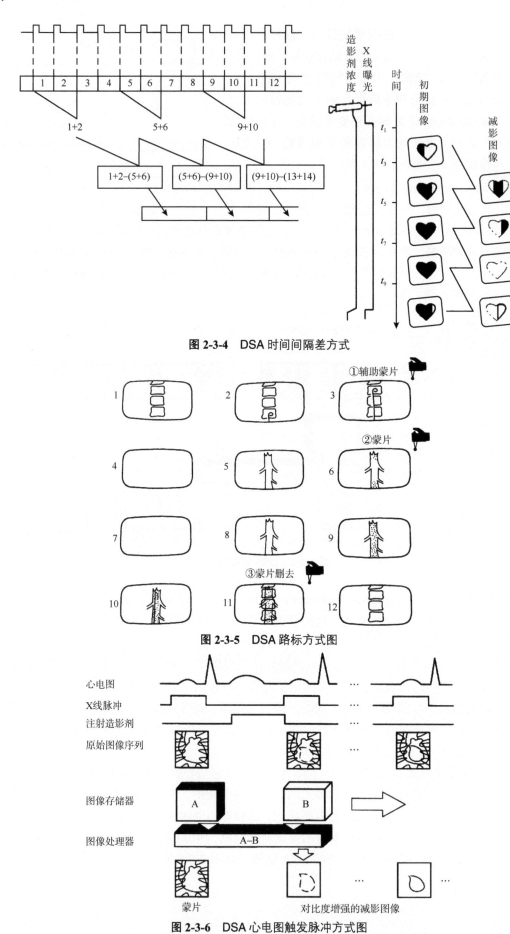

图 2-3-4 DSA 时间间隔差方式

图 2-3-5 DSA 路标方式图

图 2-3-6 DSA 心电图触发脉冲方式图

（二）能量减影

能量减影（energy subtraction）也称 K-缘减影。即进行感兴趣区血管造影时，几乎同时使用两个不同的管电压进行曝光采像，由此产生的两帧图像进行减影，由于两帧图像是利用两种不同的能量摄制的，所以称为能量减影。

能量减影是利用碘与周围软组织对 X 射线衰减系数在不同能量下有明显差异的物理特性，即碘在 33keV 时，其衰减曲线具有锐利的不连续性，此临界水平称 K 缘。而软组织的吸收系数曲线是连续的，没有碘的特征，并且能量越大，其质量衰减系数越小。碘的这种衰减特性与碘原子在 K 层轨迹上的电子有关，如果采用两种不同能量即高于或低于 K 缘的两种 X 射线光谱进行摄影时，可获得对比剂到达前后的高千伏和低千伏两组图像。若将这两帧图像相减，所得的图像将有效地消除软组织，保留含碘血管信息和少量骨骼影。

能量减影还可以把同吸收系数的组织分开，把骨组织或软组织从 X 射线图像中除去，得到仅含软组织或骨组织的影像。能量减影要求 X 射线管的电压在两种能量之间进行高速切换，增加了设备的复杂性，同时这种减影不能消除骨骼的残影。

（三）混合减影

混合减影（hybrid subtraction）基于时间与能量两种物理变量，是能量减影和时间减影技术相结合的技术。混合减影是先使用双能量 K 缘减影，获得的减影像中仍含有一部分骨组织信号。再将能量减影过的蒙片和能量减影过的造影像做一次时间减影，形成第二次减影，消除残存骨组织信号，得到纯含碘血管图像。

第 4 节　DSA 设备的基本构成

图 2-4-1 是 DSA 系统中数字图像部分的硬件结构框图。图中查找表是一种实时的数字变换功能模块，输入查找表用于输入图像的对数变换等，输出查找表做实时的图像增强变换、图像的显示变化等。帧存储器用于存放蒙片、系列造影像和减影像，它和计算机之间的数据交换决定图像后处理的速度。ALU（arithmetic logic unit）是实时算术逻辑运算器，它是实时减影的关键部件，运算速度快，可减少与计算机的互访，使处理速度与视频信号刷新速度同步。

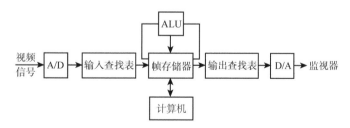

图 2-4-1　数字图像硬件框图
A/D. 模-数转换；D/A. 数-模转换

DSA 的基本构成主要包括 X 射线发生系统、图像采集与处理系统、机架及导管床等。整个系统采用计算机控制、存储、传输及信息管理等，如图 2-4-2 所示。

一、X 射线发生系统

心血管造影是将导管经穿刺针或皮肤切开处插入到检查部位血管内血流方向源端,快速注入对比剂并进行快速摄影，摄影心腔或血管的对比剂充盈像，由此诊断疾病的检查方法。对比剂注入血管后随血液流动快速被冲淡稀释，所以对比剂必须在短时间内集中注入，并在稀释之前迅速多次采集以获取图像。每幅图像的采集时间很短，为使图像达到足够的质量，X射线发生系统必须在有限时间内输出足够剂量。X射线发生系统应满足下列要求。

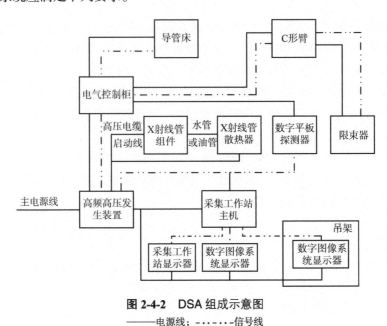

图 2-4-2　DSA 组成示意图

————电源线；------信号线

（一）主机大功率

对X射线源的要求首先是脉冲图像采样方式，要求X射线管能够承受连续多次脉冲曝光的负荷量。尤其X射线机在心血管造影时，采集频率高，则分给每幅图像的曝光时间均很短，为了减少活动脏器在曝光期间的运动伪影，多采用脉冲曝光，曝光时间多在数毫秒。这就要求所用的X射线功能在短时间内输出足够大的功率，从而获得满意的X射线图像。其次要求X射线能量必须稳定，即采用逆变高频高压发生器，输出波纹较平稳的直流高压，且X射线剂量在时间轴上是稳定可靠的，保证每幅图像曝光量均匀一致。采集数字X射线图像要求X射线的强度高，目前大型DSA设备要求功率现多为80kW或以上。X射线剂量与图像信噪比的平方成正比，提高射线剂量可以提高各系统的信噪比。

（二）脉冲控制

采用脉冲控制曝光，对快速活动的脏器如心脏等，可减少其活动带来的图像模糊，获得较高的图像锐利度。脉冲控制有高压初级控制方式和栅控X射线管方式。高压初级控制方式对于软射线的抑制不如栅控X射线管方式，但电路简单，工作稳定，使用了逆变技术，控制比较容易。栅控X射线管方式高压波形陡峭，从而消除软射线，使辐射剂量降低。虽然设备较复杂，又增加了成本和故障率，但栅控技术因具备良好的图像质量在临床工作中仍被广泛应用。

（三）X射线管

X射线管容量及阳极热容量高。DSA连续透视和曝光采集，既要求X射线管能有较大的输出功率，又要求其阳极热容量大。目前大型DSA设备的X射线管热容量一般在2.4MHU以上，高者可达5.2MHU。多采用金属陶瓷管壳、液态金属轴承高速旋转阳极X射线管，转速高者可达9000r/min以上。金属陶瓷管壳X射线管提高了散热率，能够吸收由于靶面气化形成的粒子，提高图像质量和X射线管的寿命。X射线管组件内的绝缘油采用外部循环散热方式或冷水进入组件内循环散热，保证X射线管的连续使用。X 射线管多采用三焦点，以适应不同的照射方式和照射部位。

（四）滤过装置

在 X 射线管的窗口放置铝滤过板，以消除软射线，减少二次辐射，优化了 X 射线的频谱。缩光器的附加滤过板有各种形状，可以选择使用。另外，DSA 还有补偿性滤板可使显示屏范围内影像密度基本一致，以免产生饱和性伪影。各种滤板可以自动或手动控制，调整很方便。

二、图像采集及处理系统

目前，DSA 设备常规采用平板探测器，按材料分为直接转换（非晶硒）型、间接转换（碘化铯+非晶硅）型、CMOS 型三种。按用途分为心血管专用平板和适用于心血管、脑血管等全身各部位血管介入的平板两类。

（一）平板 DSA 设备的图像采集

选择好患者检查信息及器官程序，按下曝光手闸，通过数字减影血管造影 X 射线通讯系统（angiographic X-ray communication system，AXCS）协调、控制，X 射线发生信号（X-ray enable）与探测器采集准备完毕信号匹配同步，曝光，平板探测器接收到透过人体的带有人体信息的 X 射线后，产生数字图像信号（image signal）并发送给实时控制器（real time controller，RTC），进行信号补偿及图像预处理，然后传送给平板探测器接收器（flat detector receiver，FDR），输出预处理后的数字图像信号并输入影像系统（image system，IS）的采集工作站采集板，经处理后通过视频分配装置传送到显示系统显示，如图 2-4-3 所示。

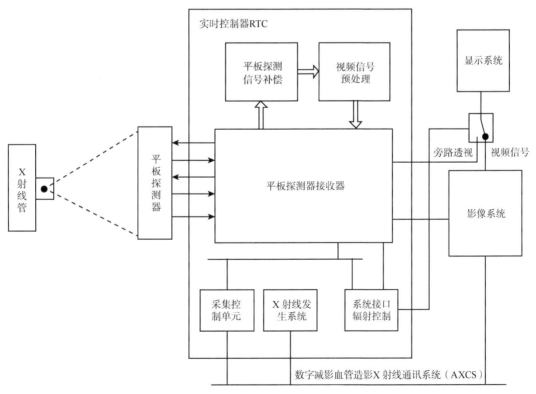

图 2-4-3　图像采集框图

采集板主要包括采集帧缓存、积分帧缓存、积分器和 PCI 接口四部分，如图 2-4-4 所示。

（1）采集帧缓存　主要是接受来自 A/D 转换后的数字信号，将图像进行反转后输出至积分电路和积分帧缓存。采集帧缓存内包括几个小的帧缓存，以方便数据的进出。

（2）积分帧缓存　主要实现图像的降噪和图像的保存。实时透视和电影的图像噪声可在这里通过递归和非递归的算法进行降噪，另外还有一种特殊的运动校正噪声抑制，其主要目的是降低运动物体产生的运动伪影，如心脏等。

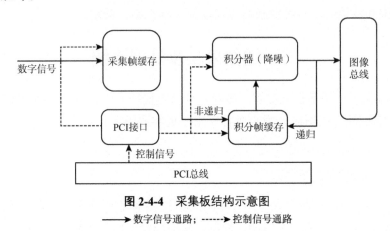

图 2-4-4　采集板结构示意图

——➤ 数字信号通路；------➤ 控制信号通路

（3）积分器　通过对输入透视和电影图像数据进行实时积分而完成数据的平均，实现降噪。

（4）PCI 接口　将从 PCI 总线传来的控制信号传递给其他部分。

（二）DSA 设备的后处理与显示系统

在 DSA 设备的影像系统（image system，IS）中，通过计算机进行图像的采集及后处理，主要包括对数变换处理，算数或逻辑运算、移动性伪影的校正处理，改善图像信噪比的时间过滤处理和自动参数分析功能等。数字图像经过采集工作站的处理后，传送给图像后处理工作站做进一步处理。现在的 DSA 设备则多采用医学影像专用多芯片组并行处理服务器，其机体纤小，主频高，运算速度快，完全能满足图像大数据量实时处理的要求。硬盘容量大，都具备 DICOM 3.0 图像存储、传输及打印功能，能够方便连接影像存储与传输系统（PACS）及放射信息系统（RIS）网络。图像显示通过采集计算机和后处理计算机显示实时图像、参考图像及后处理图像等。可以使用多个显示屏组合，也可以使用显示大屏分区显示，后者需要专门计算机控制。

另外，平板 DSA 设备图像采集过程中使用的自动剂量控制方式与影像增强器+电荷耦合器件（CCD）摄像机方式的是不同的。平板 DSA 的透视或摄影采集自动剂量控制是在平板上设定一个或几个区域，用户界面还有模拟的电离室选择区域，通过对该区域的选择，在透视或摄影采集下获得的平板探测器曝光指数（detector exposure index，DEXI）与系统中器官程序存储的 DEXI（在工厂实验室通过模体实际测得的）进行比较，自动计算，优化透视或摄影采集的管电压、管电流、铜滤过等相关参数，从而改变剂量，实现自动亮度控制和自动曝光控制。对设备进行保养时，设备的透视或摄影采集平板探测器 DEXI 调整时，器官程序中存储的各透视采集模式的平板探测器的 DEXI 值也要一并调整。

三、机架及导管床

（一）机架

1. 分类　现在 DSA 系统的机架大都采用英文字母 C 形结构，故称 C 臂。其安装方式主要有落地式和悬吊式两种，如图 2-4-5 所示。

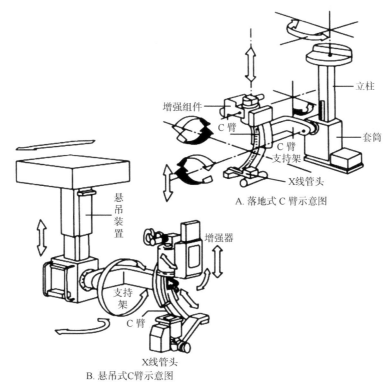

图 2-4-5　C 臂机架结构示意图

（1）落地式：分为固定落地式和移动落地式。

（2）悬吊式：分为有轨悬吊和无轨悬吊。

1）有轨悬吊机架：分为常规有轨悬吊机架和空中巡回悬吊机架。

常规有轨悬吊机架类似于悬吊 DR 产品的机械结构，机架顶端悬挂于天花板，通过导轨进行机械运动，C 臂在患者（患者水平躺在导管床上，头先进仰卧位）头侧、左侧及右侧运动。悬吊机架 DSA 设备采用有轨方式较普遍。

空中巡回悬吊机架是近年来新推出的一种类型，采用空中闭合天轨系统，360°空中机械臂设计，C 形臂可围绕导管床旋转一周巡回运动。相对于常规有轨悬吊来说，空中巡回悬吊更灵活，带来了更大投照覆盖范围。

2）无轨悬吊：也是一种新型结构，不用安装天轨，可以满足各个部位及角度的透视与采集。例如，30C 型 DSA 设备采用 7 轴无轨悬吊双旋转中心。

2. 选择　每种机架结构各有特点，可根据工作需求和机房情况进行选择。

现以配置影像增强器的落地式 C 臂说明其结构。在 C 臂的两端分别相对安装 X 射线管和影像增强器，并使两者的中心线始终重合在一起，即无论在任何方向进行透视，X 射线中心线都始终对准影像增强器的输入屏中心。C 臂由其托架支持，并设有驱动电机，使 C 臂能在托架上绕虚拟轴心转动。托架安装在立柱（固定或活动）或字母 L 形支架（亦称 L 臂）上，通过安装轴，托架可带动 C 臂一起转动。这两个转动使 X 射线管形成球面活动范围。L 臂能绕活动球心垂直轴转动，则活动范围更大。

落地式 C 臂也称为三轴支架。C 臂可围绕患者的任一水平轴（患者水平躺在导管床上，头先进仰卧位）转动，托架带动 C 臂可围绕患者的另一水平轴转动，L 臂带动 C 臂整体可围绕患者的垂直轴转动。围绕三轴的转动可以单独转动，也可以联动，实现球面范围内对人体任意部位、角度进行透视。目前 C 臂旋转速度一般为 15°～25°/s，最快可达 40°～60°/s，一次最大旋转角度可达 305°，以满足三维成像的需要。

三轴系统是旋转采集成像、计算机辅助血管最佳角度定位等功能的基础。判断机架的性能主要看 L

臂的旋转活动范围、C 臂的转动角度范围和托架的转动角度范围；运动的速度和稳定性；影像增强器的上下运动等。设备应能自动显示 C 臂的位置、角度等数据。

为了扩大活动范围，悬吊式和部分落地式立柱具有活动轨道，救护患者时可以使 C 臂完全离开导管床，还有一种四轴结构，其落地支架具有双轴，可以形成横向直线运动，在救护患者时也可以使 C 臂完全离开导管床。四轴结构头位和侧位均可做旋转采集。目前具备六轴、八轴机架结构的设备也已应用到临床。

C 臂的特点：能在患者不动的情况下，完成对患者身体各部位多方向的透视和摄影检查。当肢体位于 C 臂转动中心时，在 C 臂活动过程中，受检部位一直处于照射野中心。C 臂 X 射线焦点至影像增强器的距离是可调的，一般是影像增强器移动，因此，在影像增强器输入屏前设有安全罩，在支架活动和影像增强器单独活动过程中，一旦触及患者，可立即停止动作，保护患者和设备的安全。

3. 功能　配置平板探测器的 DSA 设备，患者面前开阔且无压抑感等，机架活动更灵活方便。另外，机架功能如下。

（1）角度支持：C 臂可方便地进行各种角度的透视和摄影。

（2）角度记忆：当 C 臂转到需要的角度进行透视观察时，系统能自动搜索并重放该角度已有的造影像，供医生诊断或介入治疗时参考；也可根据图像自动将 C 臂转到采集该图像时的位置重新进行透视、造影。这种技术特别有利于心、脑血管的造影，尤其是冠状动脉介入治疗手术。

（3）体位记忆：专为手术医生设计了体位记忆装置，能存储多达 100 个体位，各种体位可事先预设，也可在造影中随时存储、调用，使造影程序化，加快了造影速度。

（4）快速旋转：C 臂能在托架中快速旋转运动，达到每秒 45°～60°。要求 C 臂具有精确的角度重现性，与图像处理软件配合完成。

（5）岁差运动：是相对于旋转 DSA 的另一种运动形式。它利用 C 臂支架两个方向的旋转，精确控制其转动方向和速度，形成了 X 射线管焦点在同一平面内的圆周运动。影像增强器则在支架的另一端做相反方向的圆周运动，从而形成岁差运动。

（6）安全保护：C 臂支架还配有自动安全防撞装置。计算功能根据机架、床的位置自动预警和控制 C 臂的运动速度，利用传感器感受周围物体的距离，自动实现减速或停止（如离物体 10cm 时减速，离物体 1cm 时停止）。

（二）导管床

导管床具有床面浮动和升降功能。新型号导管床还具备在一定范围内头尾端倾斜一定的角度、床面左右倾斜一定的角度及床面水平左右旋转等功能。配合 C 臂使用，适应于手术透视、采集的需要。有的导管床底座可以纵向向头侧移动 80～120cm，可以快速进入心肺复苏（cardiopulmonary resuscitation，CPR）位及增加纵向影像覆盖范围等。导管床具备接触式或非接触式碰撞保护装置，如图 2-4-6 所示。

1. 高度　需适应不同手术者的要求。导管床的高度调整，与 C 臂相配合，在有微焦点 X 射线管的情况下可以完成不同放大倍数的放大摄影和放大血管造影。

2. 浮动床面　为了迅速改变透视部位，床面设计为在水平面内可做二维移动。特别是沿床长轴方向有较大的活动范围。配合 C 臂使用时，床面应能把患者送入 X 射线照射野，且床座不会影响 C 臂在反汤氏位方向倾斜时的活动。床面在两个方向都有电磁锁，以便将床面固定在指定位置。

为了适应下肢血管造影跟踪采集的需要，有些导管床附加有床面驱动装置。该装置在接到驱动信号后迅速将床面移动一定距离，或受人工控制。随着血液的流动，对比剂充盈远端血管，借床面移动可以进行跟踪采集，注入一次对比剂完成腹部血管摄影后，继续采集下肢的全部血管像。

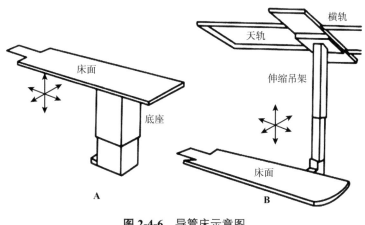

图 2-4-6　导管床示意图
A. 落地床面；B. 悬吊床面

3. 床面材料　采用高强度、低衰减系数的碳纤维增强塑料，不但有较低的 X 射线吸收系数，并且有较高的机械强度。床垫采用开孔聚亚氨酯材料，具有黏弹性和舒适性，可随着患者重量和体温调整至适合的状态。

4. 吊床　由纵横天轨和可移动的伸缩吊架支持，除具有落地式导管床的全部功能外，活动范围更大，地面更整洁。

5. 辅助设施　导管床手臂支架、床垫、输液支架、手术灯等辅助设施的配置能够满足手术需求。

6. 辐射防护装置　导管床旁边设有铅防护屏及防护帘等屏蔽装置，能够有效降低 X 射线对操作者的辐射剂量。

第 5 节　DSA 特殊成像技术

一、旋转 DSA 技术

（一）旋转采集功能

通过 C 臂的旋转进行动态的图像采集，获得一组连续的血管造影图像。在机器进入旋转模式时，先进行起始位的检测，确认完成状态，联动高压注射器，在 X 线曝光的同时注射对比剂，获得造影图像。其优势是获得动态旋转的血管图像，可以多方位观察血管的形态。但因为没有减影，血管影像与骨骼影像重叠，对细小病变的观察受到影响。

（二）旋转 DSA 技术

在进行旋转 DSA 成像时，先进行起始位的检查，达到旋转状态后，C 臂做两次旋转运动，第一次旋转采集一序列蒙片像，第二次旋转时采集含有对比剂的影像，然后对相同运动轨迹采集的两帧图像进行减影，以获取序列减影图像，减少骨骼对血管的影响，可以多方位显示感兴趣区的减影血管图像。

旋转 DSA 技术的优点：可获得动态连续的减影血管图像；可从不同角度的多维空间观察血管造影图像；提高病变血管的显示率。该技术实际上是对正侧位 DSA 检查的重要补充，也是脑部血管检查与治疗的必要手段。而旋转起始位置及方向的设定、旋转角度的设定、对比剂注射参数及对比剂总量与旋转角度匹配等都影响病变血管的显示效果，旋转速度的大小与图像质量有关。

旋转 DSA 目前主要应用于：①头颈部血管性病变，尤其是颅内动脉瘤的诊断，应用旋转 DSA 可提高病变的检出率，并可清晰地显示动脉瘤与载瘤动脉的关系，也可用于血管畸形的诊断，可显示供血动脉与引流静脉的关系，有利于治疗方法的选择和治疗方案的确定。②明确腹部血管病变的诊断，对于肝脏肿瘤可以清楚地显示肿瘤的供血动脉，对于肾动脉能清晰显示各个分支情况。③能清晰显示感兴趣区的血管走向，有利于选择性和超选择性插管，提高了选择性插管操作的成功率。

二、3D-DSA 技术

3D-DSA 技术是在旋转 DSA 技术上发展起来的一项新技术，是旋转 DSA 技术与计算机三维图像处理技术相结合的产物。其作用原理为先进行二次旋转 DSA 采集图像，再将图像传至工作站进行容积重建获得三维图像（图 2-5-1）。其重建方式有再次（多次）重建、多平面重组（MPR）、彩色重建、梯度重建和最大密度投影（MIP）等。这些后处理方法主要是为了对感兴趣区的病变进行任意角度观察，以便提供较常规 DSA 更丰富的信息，在一定程度上克服了血管结构重叠的问题，可任意角度观察血管及病变的三维关系。

目前 3D-DSA 技术主要应用于以下几方面。

1. 用于脑动脉瘤的诊断及治疗，能清晰显示动脉瘤的形态、大小及瘤颈的大小，明确动脉瘤与载瘤动脉的关系，为栓塞治疗提供保障。对于血管狭窄或闭塞，可清晰地判断脑动脉狭窄程度及长度，可提高其确诊率，减少假阳性率。

2. 对胸、腹、盆部肿瘤的供血动脉可清晰显示，并可显示一些异常血管的起源及走行。

3. 对于胸、腹、盆部一些血管变异的血管起源、血管狭窄部位及程度可清晰显示，并可指导介入导管的临床使用。

4. 清晰显示骨肿瘤的供血动脉，以及肿瘤病变组织与骨骼的关系，对栓塞治疗有利，更可以为外科医生提供一些直观的影像，有利于外科手术方案的制订。

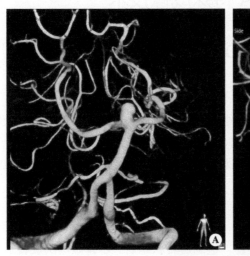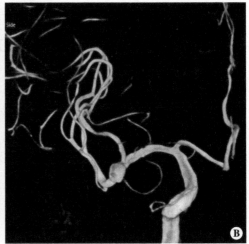

图 2-5-1　颅内血管 3D-DSA 图
A. 基底动脉瘤；B. 颈内动脉瘤

三、4D-DSA 技术

4D-DSA 技术是指在传统 3D 显像技术上加上"时间变量"，在 3D 图像的三维显示上增加了一个时间轴，使含有对比剂的血管随着时间推移，其形态结构上逐渐呈现。4D-DSA 是一种全新的成像技术，该技术于 2010 年开始应用于临床，可提供脑血管造影全过程连续动态立体影像，对脑血管的结构，包括供血动脉、畸形血管团（病灶内动脉瘤、静脉瘤及瘘结构）了解得更精准，并可进行血流动力学评估。

DSA对脑动静脉畸形血管构筑的判断来讲，2D-DSA、3D-DSA都有较大的诊断价值，2D-DSA是特定造影角度下获得的平面图像，可在任何时间段观察血流变化，但存在血管解剖结构重叠的缺点；3D-DSA实现了从平面到立体的飞跃，利用三维重建技术得到了血管的三维形态结构，并可以从多角度进行观察，获得详细的血管解剖结构，但仍无法在时间轴上体现血管流动性；4D-DSA能展示特定时间点上的图像，展现对比剂随时间推移逐渐流入、充盈、流出血管的过程，在任何角度、任何时间都可以看到血管流动性和详细的解剖结构，特别是对于一些动静脉瘘和畸形，较易发现供给动脉和引流静脉，因此，4D-DSA技术更多地应用于脑动静脉畸形等方面的介入诊疗，大大提高了疾病的诊治水平。同时由于4D-DSA的优势，术者可以减少临床上2D-DSA及3D-DSA的采集量，从而减少患者的对比剂用量，减少射线的辐射，缩短手术时间。

四、路径图技术

（一）透视路径图技术

在透视路径图模式下，在透视状态注射对比剂，使所需的血管充分显示后停止注射，再次进行透视，在屏幕上出现白色的血管图像，作为一个轨迹，并重叠在透视图像上（图2-5-2）。这样，可以清楚地显示血管的走向和形态，然后操作者能够依据靶器官的血管走行，将导管迅速插入目标区域。透视路径图技术分为三个阶段：①第一阶段是活动的数字化透视图像。踩透视脚闸至松开脚闸，形成辅助蒙片。②第二阶段是活动的减影透视，将最后的减影图像保持在显示屏上，作为血管分布的影像，形成路径图像。③第三阶段是活动的透视图像与透视的蒙片相减，显示差值部分。此时，导管在操作者的控制下，能准确进入靶血管。在制作路径图时应注意下面两个方面：在运用二维路径图功能时，必须保持机架、导管床及受检者的固定；在第二阶段手推造影剂时，推注的速度应该相对较快，对比剂要达到一定的量，血管显示清晰时松开脚闸，这样才能获得清晰的路径图像。

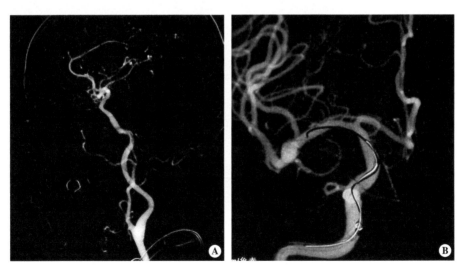

图2-5-2 透视路径图
A. 颈动脉路径图；B. 颈内动脉路径图

（二）造影转化路径图技术

造影转化路径图技术是将当前造影的DSA图像转化为透视路径图的技术（图2-5-3），也就是说可使用DSA采集序列中任意一幅减影图像作为路径图。具体操作是通过高压注射进行DSA图像采集，这样的血管影像比较丰富。选取该造影的序列图中最佳的图像，确认后按转化键，再进行透视，此时该造影所取得的图像作为 DSA 的路径图像保持在透视屏上，作为血管走向的参考图像，进而引导导管或导丝顺着血管轨迹进入血管内。值得注意的是，在这个过程中受检者、床及球管三者不能移动，否则，路径图不准确，改变体位或移动床面，该路径图失效。采用造影转化路径图技术，可以减少透视路径图的操作，减少操作流程，减少对比剂用量，减少辐射剂量，缩短手术时间。

（三）实时动态 3D 路径图功能

实时动态 3D 路径图功能是将重建的 3D 容积图像与实时透视 2D 数据相融合，形成一个三维立体的路径图（图 2-5-4）。该技术对神经介入治疗具有重要意义。如实时导管头导航、实时弹簧圈的释放和监视导管走行过程中的缠绕等。实时 3D 路径图是完全动态的，操作者在术中自由改变视野，进行机架旋转等都是在路径图下进行的。

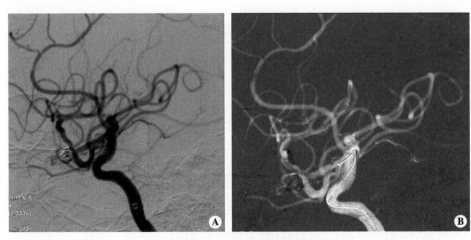

图 2-5-3　造影转化路径图
A. 造影图；B. 路径图

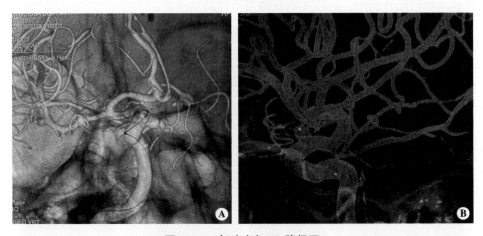

图 2-5-4　实时动态 3D 路径图
A. 有背景的 3D 路径图；B. 无背景的 3D 路径图

五、步进 DSA 技术

（一）连续步进 DSA 技术

连续步进 DSA 技术采用快速脉冲曝光采集，实时减影成像。步进 DSA 模式下，将被检肢体置于 X 射线管与探测器之间保持静止，导管床携人体自动匀速地向前移动，确定步进肢体的范围，同时对该部位摄制蒙片，随后注射对比剂采集造影图像并进行减影，以此获得该血管的全程减影图像，即为下肢血管造影的跟踪摄影。该技术提供了一个观察全程血管结构的新方法，解决了以前因血流速度与摄影速度不一致，而出现血管显示不佳或不能显示的问题。该技术在连续实时显示血管中进行数据采集，在减影或非减影方式下都可实时地观察摄影图像。操作者可采用自动控制速度进行对比剂跟踪摄影，或由手柄速度控制器人工控制床面的移动速度，以适应对比剂在血管内的流动速度。

特点是对比剂用量少，一次图像采集可显示全程的下肢血管影像，尤其适用于不宜多用对比剂的受检者。目前应用于临床的步进 DSA 有单向的，即从头侧至足侧；亦有双向的，既能从头侧至足侧，也可以从足侧至头侧观察受检者。该技术适用于双下肢血管性病变的诊疗。

（二）分段步进 DSA 技术

分段步进 DSA 技术是常用的一种方式，需预先设定步进程序，现逐渐被连续步进 DSA 技术所取代。当第一段曝光时序完成后，床面或探测器自动移动一定距离后停止，进入第二段曝光区域，再进行曝光。第三段、第四段曝光区域以此类推。相邻两曝光区域有部分重叠，但在血管的显示上是分段显示，只是在图像采集上是一个自动的流程。对于各区域段采集后的图像数据可以通过计算机处理进行拼接，获得血管全程减影像（图 2-5-5）。步进时序的设定以对比剂在血管内的流速决定，曝光时的区域应是对比剂在血管内充盈的最佳时段。其局限性是步进及曝光时序难以与对比剂的充盈高峰相吻合。

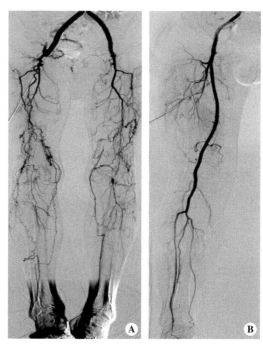

图 2-5-5　步进血管造影图
A. 双下肢血管图；B. 单侧血管图

六、C 臂 CT 技术

C 臂 CT 技术是平板探测器 DSA 进行旋转采集图像，通过计算机进行 CT 的断面重建，获得类 CT 图像的一种后处理技术。它们是利用 DSA 的 C 臂快速旋转采集数据，然后重建成像，一次旋转可获得多个层面的图像。

C 臂 CT 技术的图像采集与旋转血管造影基本类似，平板探测器的旋转角度一般大于180°，所采集到的系列图像存放在存储单元中，在后处理工作站上由技术人员根据要求选择不同处理技术获得不同三维图像。可以任意角度观察，或获取去骨血管三维图像，或只有骨骼与血管的图像，或只有骨骼的图像，还有类 CT 图像、颅内支架术后精显、虚拟内镜、导航等诸多技术。采集过程中是否注射对比剂则需要按照具体情况来执行。如果是介入栓塞后针对出现情况复查 CT，就不需要注射对比剂；针对支架植入情况，进行 CT 造影，显示支架的释放情况。

在临床应用上，C 臂 CT 技术与常规 DSA 技术相比，其优越性体现在更高的软组织分辨力和三维成像功能。但与传统的螺旋 CT 相比，C 臂 CT 技术的密度分辨力与空间分辨力还有较大差距，其优越性主要体现在成像的实时性。C 臂 CT 技术的实时成像功能可实现术中实时对针头或导管等硬件进行定位，不必将患者转移到常规 CT 机上，在一定程度上增强术者的信心，提高治疗的准确性和安全性。并且，使用 C 臂 CT 技术可进行术后即刻的治疗后评估，更及时地调整治疗方案和控制术后并发症。目前 C 臂 CT 技术临床上主要用于头部的介入治疗，它可以观察栓塞效果，尤其是在脑动脉瘤栓塞中，对于有无再次出血及显示微弹簧圈的位置，有无外逸出动脉瘤腔显示更为清晰。该成像技术与穿刺导航技术结合应用，给介入治疗带来了极大的方便。

七、低剂量技术

低剂量技术（low dose technique）是指在保证影像质量优异的前提下，通过各种技术降低 X 线的辐射剂量，这些降低辐射剂量的技术即为低剂量技术。

目前是以自动曝光控制技术（AEC）获得的 X 线剂量为合理的基础剂量。它通过自动控制 X 线曝光条件获得适当的感光量，保证获得优质的图像，确保了最低的 X 线剂量。在保证获得优质的 DSA 影像、不影响临床诊断的前提下，凡是能降低受检者和操作者照射剂量的技术，都称为 DSA 的低剂量技术。在介入诊疗中以下技术都属于低剂量技术。

1. 透视和采集的低剂量模式的选择　平板 DSA 通常设置高、标准、低三种透视模式和不同采集帧率的采集模式，根据介入手术要求选择低剂量模式，实际就是通过降低管电压和减少脉冲频率使介入治疗中的辐射进一步降低。通过降低透视和采集帧率的选择来降低辐射剂量。

2. 多技术参数的优化组合　正确选择视野、束光器和楔形过滤器；选择正确的部位曝光程序、适宜的 kV 和铜滤过参数；减小源像距（source image distance，SID），平板探测器尽可能贴近患者。

3. 硬件的性能和软件的升级　涉及从球管、探测器、显示器以及计算机系统的整个影像链系统性能，以及与之相匹配的自动像素控制技术、超强空间噪声抑制技术、强力时间噪声消减技术、智能图像增强技术的应用。

现在要从根本上降低剂量即采用 DSA 的低剂量技术，必须从硬件或软件方面着手，如基于深度学习的 DSA 低剂量算法研究及迭代技术在 DSA 低剂量上的研究，这样才能真正减少 DSA 的辐射剂量。

八、图像融合技术

（一）双血管重建融合技术

双血管重建融合技术是通过对同一受检者，不同部位的两组血管的旋转 DSA 三维重建的图像进行融合的一项技术。该技术较多应用于交通动脉瘤、脑动静脉畸形和硬脑膜动静脉瘘等的介入诊断和治疗。三维的血管融合图像可以更直观地辨别供血动脉、瘘口和引流静脉等，可以让医生更全面地了解动静脉畸形、硬脑膜动静脉瘘的血管构筑学特点，有助于确定治疗的目标——动静脉瘘口，指导栓塞材料弥散的范围和限度，达到栓塞治愈的目的。值得注意的是：在采集两组不同血管的旋转 DSA 数据时，受检者导管床及头颅的位置必须相同，透视操作时只允许移动 C 臂，否则融合后图像位置不准。

（二）DSA 与磁共振、CT 的图像融合

将 DICOM 格式的 MRI 或 CT 影像数据输入工作站，将术中采集受检者旋转 DSA 三维影像作"容积重建"。把重建好的双容积血管与 MRI 或 CT 的图像数据通过软件处理，软件会将两次不同采集获得的颅骨影像进行自动分析校正，使 DSA 与 MRI 或 CT 采集的颅骨三维影像达到解剖上的完全吻合。实现两步配准，第一步为利用软件线性换算法自动将 MRI 或 CT 影像的坐标系转化为 DSA 影像空间坐标系，并对 MRI 或 CT 图像数据进行缩放。第二步为利用影像灰度值进行自动配准，当自动配准无法达到所需精度时，也可目测两组影像中相同的解剖结构，进行人工手动配准。配准完成后，DSA 与 MRI 或 CT 双三维融合影像可以叠加方式显示于同一屏幕窗口上。许多经过融合的影像，可清楚显示血管构筑及其与脑组织、血肿、畸形团等的空间位置关系。DSA 与 MRI 或 CT 双三维影像融合除在脑脊髓血管病应用外，还可用于颅内各部位肿瘤、脑功能性疾病，甚至应用于全身其他部位脏器的两种不同三维影像的融合。多种影像的融合提高了对疾病的诊断认识水平，也可以从多个角度、多方位确定病变与血管、骨骼间的关系，提高手术入路的选择，提高手术效果，减少并发症的产生。

九、靶向透视

靶向透视是指在操作者将导管插入到靶组织或器官并停止透视后,在屏幕保留的背景图像上,通过床边的操作手柄或是技师在外面操作鼠标拖动一个白框到达靶向部位,根据需要调整白框的覆盖范围,然后进行的透视。这时透视的视野范围仅限于刚刚调整的白框范围(靶向透视区域),大大缩小了曝光面积;靶向透视区域外仍然保留背景图像,所以背景图像与靶向透视区域图像能保持很好的连贯性,操作者可以保持大视野操作的整体观念。

"靶向透视区域"可设置在整幅视野的任意位置,只要受检者位置不变,操作者就可以随时调整"靶向透视区域"的位置和大小,以观察治疗效果和周边组织的关系(比如观察一下周围是否还有未阻塞的滋养血管),在重新设置"靶向透视区域"时,是在背景图像虚拟模式下进行,无 X 线发生,避免了由于反复调整产生的多余的剂量。若要取消靶向透视,只要踩下普通透视键即可恢复常规透视。这种通过缩小照射野来减少辐射剂量的透视技术,既能在小视野观察图像,又能保证背景图像的存留。

十、实时平滑蒙片 DSA 技术

实时平滑蒙片(real-time smoothed mask,RSM)DSA 技术是 DSA 的另一特殊功能,它是利用间隔很短的两次 DSA 曝光,第一次曝光时影像增强器适当散焦,获得一帧适当模糊的图像,间隔 33ms 再采集一帧清晰的造影图像,两者进行减影可以获得具有适当骨骼背景的血管图像。RSM-DSA 的成像方式即对易因活动产生减影影像伪影的部位,特别是腹部,在曝光中先使蒙片模糊,再与血管显影片作减影,实际上是采用了一种不完全的减影方式,克服减影影像中的移动伪影的方法。由于蒙片像随时更新,且间隔仅为 33ms,因此不会产生运动性伪影。此技术适合如下几种情况。

1. 腹盆部出血,受检者处于休克前期,不能屏气而需要进行 DSA 检查者。
2. 腹盆部出血,受检者因其他特殊情况如高龄等,不能屏气而必须进行 DSA 检查者。
3. 下肢血管性病变,DSA 检查时不能控制下肢抖动者。
4. 胸部疾病,受检者不能屏气而必须进行 DSA 检查者。

十一、虚拟支架植入术

应用血管内虚拟支架植入术可使狭窄或闭塞的血管再通,是目前介入治疗的优势技术,创伤小,恢复快,并发症少,病死率低,其治疗效果可与传统的外科手术相媲美。

但要取得手术成功的关键是正确选择合适的植入支架,对于大动脉的动脉瘤,支架的选择一般根据 CT 测量的数据来决定,而脑动脉和头颈部动脉的狭窄性病变,支架的选择则主要依据血管造影的测量结果,但不管是 CT 测量还是血管造影的测量数据,两者都受到主观因素的影响。真正要选择一个与临床实际需要的支架,必须在实际血管上应用,才能满足需要,由此虚拟支架植入系统应运而生。该系统可在有待进行支架植入的病变血管部位形象地展示支架植入的效果,可清晰地模拟显示支架植入后的情况,包括支架植入的位置、大小是否合适、支架贴壁情况、封闭部位是否合适,如不合适可再次更换支架,直至欲植入支架十分适合。再选择同样支架植入体内,就会取得良好的治疗效果。

另外,对于颅内动脉瘤,尤其是宽颈动脉瘤,在虚拟支架植入系统操作下,除了可以显示支架植入后的情况外,还可以利用图像工作站的处理,清晰显示瘤腔的大小,这样更容易确定第一次微弹簧圈植入的大小。因为微弹簧圈过小不能充分成篮,过大则可挤压支架使之变形。因此,利用虚拟支架植入系统可达到事半功倍的效果。

从目前临床应用的报告中可见，虚拟支架植入系统在提高有待植入支架的几何学数据方面具有有效、快速和可观性等优点，能更好地指导临床血管内介入治疗的操作。而介入医师实际上更喜欢采用血管造影的图像来测量、评估支架植入的形态与大小。

第6节 高压注射器

高压注射器作为介入放射学诊疗系统中的辅助设备，在血管造影中起到关键性作用。它能精确地控制推注速度和剂量，确保在短时间内将对比剂注入靶血管，使对比剂在血管内不被稀释，从而获得更佳的血管造影图像，使造影成功率提高。目前采用的都是微机控制电动高压注射器，控制的精度高、性能稳定、安全可靠，操作方便。

一、高压注射器基本结构

高压注射器由注射头、控制器、多向移动臂及移动支架组成。

（一）注射头

注射头是一个独立部件，可以自由转动，改变方向和角度，可根据需要安装在移动支架上或安装在检查床旁专用架上，通过控制连接线与控制箱进行连接。

1. 结构 注射头由机械部分和电路控制部分组成，包含驱动电机、螺杆、传动齿轮、皮带、传感电位器和控制面板。

2. 控制面板的主要操作功能

（1）手动钮 对活塞进行微调，一般用于排除针筒或连接管内的气体。

（2）活塞前进/后退按钮 使活塞前进/后退，可将药液排出或抽入针筒。

（3）剩余量指示 指示针筒内剩余的药量。

（4）压力套 置放注射针筒，可以承受高压。

（5）准备/注射指示灯 该灯闪亮表示注射器进入准备注射状态或正在注射中。

（6）电加热器 使药液温度保持在37℃。

3. 机械部分主要功能

（1）驱动电机 大电机驱动螺杆前进或后退，小电机驱动机械限位挡板前进或后退。

（2）螺杆 由滚珠螺杆、轴承和活塞杆组成，推动针筒活塞前进或后退。

（3）传感电位器 用于反馈活塞杆和机械限位挡板的位置。

（4）传动齿轮 联系螺杆和传感电位器，组成两者的联动。

4. 电路控制部分主要功能

（1）控制活塞杆前进或后退。

（2）控制针筒加热套加热并保持恒温。

（3）反馈活塞杆和机械限位挡板的位置。

（4）反映针筒尺寸，压力保护套是否装好，注射器是否处于预备状态。

（二）控制器

控制器由控制箱、操作面板和显示面板组成。操作面板各操作键一般为触摸式，显示面板主要显示注射参数和注射器工作状态。通过操作面板可进行各项注射参数的选择。

1. 信息指示窗（sentinel） 主要显示自检信息、工作状态、设备运行状态等。

2. 上升/下降时间设定区（rise/fall） 当注射器从停止状态到达正常注射期间，注射的速度从 0ml/s 上升至设定的注射速度，这一时间段称为上升时间。从设定注射速度下降至较低速度的时间称为下降时间。

3. 注射持续时间（injection duration） 对比剂在一次注射所需的时间。

4. 注射流率设定区（flow rate） 设定每次注射的对比剂的流率，流率单位有 ml/s、ml/min、ml/h。

5. 注射量设定区（volume） 设定每次注射的对比剂的量（ml）。

6. 准备注射状态设定区（arming） 在进行注射前首先要选择单次或多次（single/multi）注射键进行准备。

7. 压力极限设定区（pressure） 设定注射时压力，有四种压力单位——PSI（pound per square inch，磅每平方英寸）、kg、kPa（千帕）、大气压（atmospheric pressure，ATMO）。当实际压力大于设定压力极限时，对比剂注射速度将达不到所设定的数值。

8. 延迟时间设定区（delay） 延迟方式有 X 射线曝光延迟和注射延迟两种。选用 X 射线曝光延迟方式时，在注射器启动后，先执行注射命令，延迟到设定时间后再发出信号触发 X 射线机曝光。选择注射延迟时，在注射器启动后，X 射线设备先开始曝光，延迟到设定时间后再执行注射命令。

9. 程序存取区（program） 可存储注射程序，预置注射参数，以便快捷调用。

10. 多层次注射设定区（level） 在对比剂总量充足的前提下，可进行多层次的设定。在多层次注射时，应先设计出注射计划。

11. 复位按钮（reset） 使面板上各项设置参数恢复初始状态。

（三）多向移动臂及移动支架

高压注射器的注射头及控制箱均置放在移动支架上方便移动，多向移动臂可使注射器更靠近受检者。移动支架及移动臂包括以下结构。

1. 移动支架 落地式底座，上端置放操作面板，中间安置控制箱。配备大扶手及万向滑轮。

2. 多向移动臂 多关节曲臂。

二、高压注射器的工作原理

高压注射器通过控制对比剂的用量、流率、注射限压等满足各种造影的需求。它的基本原理是由电机转动推动螺杆前进，继而推动针筒内的活塞开始注射。通过传感电位器转动反馈螺杆所处的位置，并由机械限位装置控制最前和最后位置，以此控制注射量，防止过量注射发生。

在微机设定注射速度后，由控制电路控制电机转速。当设定的速度与实际速度不等时，电机转动。电机后端具有反馈线圈，把电机转动的信息反馈给操作面板，当超速时，停止电机转动，终止注射。

注射限压是由控制电路来监测与限制主电路采样电机电流，通过速度的反馈计算出压力值，并与预置的压力极限比较，如果达到压力极限，电机会减速 10%，注射继续进行。如果在短时间内速度无法下降，则报错并停止注射。在整个注射结束后，控制制动交换器切断电机电源，使电机停转。

三、高压注射器性能参数

高压注射器参数设置主要是调节对比剂注射流率、总量、压力及选择注射时机等。血管造影中，对比剂注射的流率、剂量及压力极限需根据血管的直径、走向、扭曲度、受检血管范围而定，同时受对比剂浓度、对比剂温度、导管尺寸、导管的类型等相关因素影响，正确设置注射参数对完成血管造影检查起着重要的作用。

1. 注射流率 对比剂流率的选择依据导管先端所在的靶血管的血流速度，一般流率应等于或略小于其血流速度；如流率过低，对比剂将被血液较多稀释；如流率过大，将增加血管内的压力，有血管破裂的危险。另外，在选择对比剂流率时，还应考虑血管病变性质，如广泛夹层动脉瘤、室壁瘤或脑出血等病例，采用较低的对比剂流率为宜。对比剂流率大小与导管半径的四次方成正比，与导管长度成反比。导管半径的微小变化将会引起对比剂流率的显著变化。

2. 注射量 为获得优质的DSA图像，在造影时应根据不同的造影方法选择不同的浓度和剂量。一般IV-DSA每次采集所需对比剂剂量较大、浓度较高，为40～50ml，浓度采用76%或370mg/ml；IA-DSA每次所需对比剂剂量较IV-DSA低，特别是同一血管行选择性IA-DSA检查时对比剂剂量明显低于IV-DSA。DSA信号随血管直径增大而信号增强，即血管显影所需对比剂最低含碘量与血管直径成反比，因此直径大的血管检查时，增加对比剂剂量与浓度无助于血管的显示；而直径小的血管检查时，增加对比剂浓度及剂量将改善血管的显示。

3. 注射限压 注射所需压力与注射速度、对比剂浓度、对比剂温度、导管尺寸等相关因素有关。选择注射速度快，所需压力大。药物浓度越高，所需压力越大。同一对比剂在不同温度下所需压力不同，在25℃比30℃时所需压力要大。导管越长或越细，产生的阻力越大，所需的压力也就越大。

4. 注射时机 延时的目的就是使靶血管在摄影时对比剂浓度最高，获得最好的血管充盈相。根据导管头所处的位置不同，延时的时间不同，如椎动脉旋转造影，在导管头在椎动脉远端延时2秒，但在锁骨下延时3秒。

DSA造影检查时，根据造影要求设定摄影延迟或对比剂注射延迟。IA-DSA特别是选择或超选择性造影，常采用的方式是注射延迟，以得到满意的蒙片，达到数字影像减影的目的。IV-DSA或导管顶端距感兴趣区较远时应选用摄影延迟。

5. 注射斜率 是指注射的对比剂速度从0ml/s上升至设定的注射速度所需要的时间（0.3～0.5s），即注药的线性上升速率。相当于对比剂注射速度达到稳态时的冲量，冲量越大，对比剂进入血管内越快，线性上升速率也就越高，反之亦然。线性上升速率的选择应根据不同的疾病、导管先端所处的位置等决定。一般来说，在靶血管承受范围内，线性上升速率与血管的显示率成正比。一般大血管注射斜率设为0s，小血管设为0.3～0.5s。如果上升速度过快，可能导致导管顶端从靶血管脱出或损伤血管壁，甚至造成血管破裂。如果上升速度太慢，则造成对比剂在到达靶血管前被血液稀释，降低血管显影质量。在一次造影采集期间对比剂注射至靶血管内维持的时间，称为注射持续时间。维持时间依检查部位血管及诊断需求而定，如腹腔动脉造影且需观察门静脉、颈内动脉造影且需观察静脉窦等，采集时间需达到15～20s，甚至更长。

（王红光　罗来树　何玉圣）

第**3**章
介入放射学的临床应用

第1节 介入放射常用诊疗技术

一、经皮穿刺技术

经皮穿刺技术又叫 Seldinger 技术。自从 Seldinger 于 1953 年开创直接经皮穿刺血管技术以来，血管造影即进入了一个新的阶段。经皮穿刺技术避免了切开暴露血管，改为直接经皮穿刺血管，运用导丝与导管的配合，插入导管进行各种心血管造影和经血管介入治疗，已成为介入放射学所有操作技术的最基本方法。根据检查目的和需要，经皮穿刺技术的穿刺部位有股动脉、肱动脉、颈动脉、桡动脉和股静脉、颈静脉等，但以股动脉穿刺最为常用。

经皮穿刺技术的操作方法叙述如下。以右侧股动脉穿刺为例，局部消毒、铺巾、局部麻醉。在右侧腹股沟区皮肤皱褶下方 0.5mm 处用手触摸搏动的股动脉作为进针点，用刀尖沿皮纹方向挑开皮肤使形成 3~4mm 长的小口，以便于穿刺针和导管插入。将带针芯穿刺针以 30°~45°经皮肤切口快速进针，穿刺血管前后壁，退出针芯，缓缓向后退针，退至有血液从针尾处喷出，即引入导丝，退出穿刺针，再沿导丝引入导管。置换导管鞘时，将导管鞘套在扩张器上，一起插入血管腔，然后撤出导丝及扩张器，再经导管鞘送入导管（图 3-1-1）。

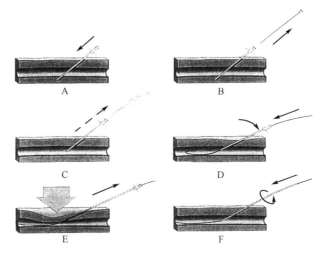

图 3-1-1 经皮穿刺技术

A. 带针芯穿刺针穿过血管前、后壁；B. 退出针芯；C. 后退穿刺针见血喷出；D. 引入导丝；E. 退出穿刺针留下导丝后插入导管；F. 导管顺导丝进入血管，退出导丝留下导管

二、改良经皮穿刺技术

1974 年，Driscoll 对 Seldinger 技术进行了改进，采用不带针芯的穿刺针直接经皮穿刺血管前壁进入血管腔，见血液从针尾喷出时，即停止进针，随即插入导丝、沿导丝引入导管鞘，再经导管鞘送入导管。此方法称为改良 Seldinger 技术，其与经皮穿刺技术的区别在于不穿入血管后壁（图 3-1-2），即插入导丝、导管。改良穿刺因不穿破血管后壁，血肿等并发症明显减少，但缺点是出血量较大。

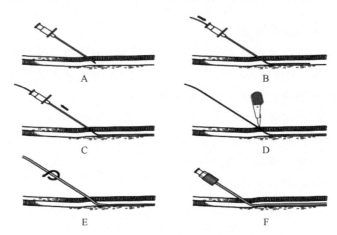

图 3-1-2 改良经皮穿刺技术
A. 穿刺针进入血管；B. 引入导丝；C. 退针；D. 留下导丝；E. 引入导管；F. 退导丝留下导管

三、经导管动脉内灌注术

药物对疾病的疗效，除了与自身的药理作用和病变对药物的敏感性有关之外，还取决于病变局部的药物浓度和药物与病变接触的时间长短等因素。介入放射学中经导管动脉内灌注术（transcatheter arterial infusion，TAI），就是在提高靶器官药物浓度的同时又不增加外周血药物浓度的方法。

（一）TAI 的主要方式及临床应用

1. 一次冲击性 TAI 是指在较短时间内，通常是在 20 分钟至数小时将药物注入靶动脉，然后拔管结束治疗的方法。适用于恶性肿瘤化疗、溶栓治疗等。其特点为操作迅速、并发症少、护理简单。但因药物与病变接触时间较短及不能多次重复给药，疗效可受影响。

2. 动脉阻滞化疗（arterial stasis chemotherapy） 包括一系列使靶血管血流减少后再行 TAI 的方法，目的是进一步提高病变区药物浓度和延长药物滞留时间，减少正常组织的药物接受量。

3. 长期动脉灌注（long term arterial infusion） 是相对于一次冲击性灌注而言，导管留置时间较长，一般在 48 小时以上，灌注可为持续性或间断性，适于肿瘤的姑息性治疗、胃肠出血和溶栓治疗等。

4. TAI 与动脉栓塞术的配合 常用于治疗恶性肿瘤，常用化疗性栓塞术（chemoembolization），主要是指用含化疗药物的微球栓塞肿瘤血管，达到局部化疗和使肿瘤缺血坏死的双重作用。而且在化疗药物的作用下，肿瘤对缺血、缺氧更加敏感，二者的协同作用可明显增加疗效。化疗药物缓慢释放有助于保持肿瘤区的有效药物浓度，而外周血药浓度则降低，副作用减少。

（二）操作技术

1. 建立灌注通道 常规采用 Seldinger 技术插管，导管选择性插入靶血管建立血管灌注通道。
2. 血管造影诊断 通过靶血管造影，明确病变的性质、范围及血供、管径粗细及侧支循环等。

3. 化疗药物的选择 根据抗癌药物的药理特性、肿瘤的组织学类型进行选择。例如，以非增殖细胞为主体、生长速度较快的肿瘤，宜选用细胞周期特异性药物；反之则选择细胞周期非特异性药物治疗。两种化疗药物联合使用，应以增加疗效而不增添毒性、减低毒性而不减低疗效，药物之间无相互拮抗作用为原则进行合理组合，而不能盲目地将几种化疗药物简单相加使用。

4. 药物灌注

（1）化疗药物灌注 在透视监视下，将导管尖端尽量插入肿瘤供血动脉内，选用大剂量冲击式灌注或间断脉冲式灌注方式，最大限度地减少药物的副作用。留置导管应与体表皮肤缝合固定，防止导管尖端移位。注入肝素生理盐水封管，导管尾端的三通开关用消毒纱布包裹固定，防止凝血堵塞导管或引起感染。

（2）药物灌注止血 除胃十二指肠动脉、肠系膜上动脉不必做超选择性插管，其余部位出血，超选择性插管精度更高、止血效果更佳，灌注血管升压素的速度为 0.2～0.4U/min。

（3）药物灌注溶栓 导管尖端尽量插入血栓内或贴近血栓，随血栓溶解导管及时跟进，亦可采用导丝、导管配合进行机械性碎栓。在使用大剂量尿激酶溶栓过程中，应造影监视并监测凝血功能，及时调整灌注剂量和速率，直至血栓溶解。

四、经导管血管栓塞术

经导管血管栓塞术（transcatheter arterial embolization，TAE）是在影像导引下，经导管向靶血管内注入或送入栓塞物质并使之闭塞，中断血供，从而达到预期治疗目的的介入治疗技术，类似外科手术中的血管结扎术。

栓塞术对病变起治疗作用的机制主要为：阻塞靶血管，使肿瘤或靶器官缺血坏死；阻塞或破坏异常血管床、腔隙和通道，使血流动力学恢复正常；阻塞血管，使之远端压力下降或直接从血管内封堵破裂的血管，以达到止血目的，以及用栓塞物（通常用弹簧圈等）填塞异常突出的血管腔如动脉瘤，以防其破裂出血。

（一）操作技术

1. 建立血管通道 采用改良 Seldinger 技术穿刺插管至靶血管，建立血管通道。

2. 血管造影诊断 确定靶血管的部位、走行、直径大小、范围、动静脉显影时间及侧支循环等。

3. 选择栓塞材料 根据治疗目的选择适宜的栓塞材料，如用于控制出血和肿瘤术前栓塞，宜选用明胶海绵条栓塞，而不宜选用液态或微小颗粒的栓塞剂，以免造成脏器缺血坏死。肿瘤的姑息性治疗宜选用相适应的化疗药物与碘化油组合的混悬剂进行栓塞。而动脉瘤、动静脉畸形则宜选用弹簧圈。在栓塞效果相同的情况下，应尽量选用不易反流、操作简便、价格低廉、不透 X 线的栓塞材料。

4. 释放栓塞材料 是完成栓塞术的关键步骤，导管尖端应尽量插入或贴近靶血管。术中应密切注视动态影像，掌控好释放栓塞剂的压力和速率，确保栓塞剂的精准释放，避免因过度栓塞而造成严重并发症的发生。根据具体情况可选用低压流控法、阻控法、定位法等进行栓塞。栓塞结束后再次造影观察疗效，达到预期栓塞目的，撤出导管。术毕，穿刺点压迫止血、包扎。

（二）临床应用

栓塞术既可用于血管性病变如血管破裂、动静脉畸形、动脉瘤、动静脉瘘等的治疗，也可用于富血供肿瘤（图 3-1-3）、肿瘤样病变的术前辅助性栓塞和姑息性栓塞以及器官功能亢进的介入性器官切除，如用于脾功能亢进、脾大、肾脏病引起的顽固性高血压、大量蛋白尿及异位妊娠等的治疗。

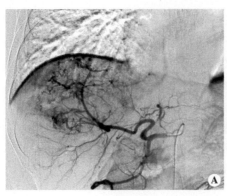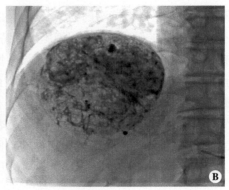

图 3-1-3　肝动脉插管化疗栓塞术（TACE）

A. 肝癌 DSA 造影；B. 肝癌栓塞术后碘油沉积

五、经皮腔内血管成形术与经皮血管内支架植入术

（一）经皮腔内血管成形术

人体内血管、气管、消化道、胆管及尿路等软组织构成的中空管腔发生狭窄或阻塞时，以前只能用外科学方法进行手术复通。自 1974 年球囊导管研制成功，经皮腔内血管成形术（percutaneous transluminal angioplasty，PTA）在扩张血管狭窄性病变取得成功后，瓣膜成形技术逐渐成熟，也可应用于心血管以外的管腔狭窄或阻塞性病变的治疗，如食管成形术、胆道和输尿管成形术等。

公认的 PTA 治疗机制（主要研究的是动脉）为控制性损伤理论，即采用球囊对病变段动脉壁进行有限度的挤压扩张，使病变段动脉壁伸展，内皮细胞和粥样斑块表面成分脱落，动脉内膜和中膜部分断裂、分离，动脉外膜伸展超过其弹性程度，动脉管腔扩大，从而达到治疗目的；另外，在动脉粥样硬化的患者中，部分粥样斑块受到挤压而在动脉壁上重新分布也是经皮腔内血管成形术的治疗机制之一。

PTA 操作技术叙述如下。

1. 术前准备

（1）患者准备　①术前常规进行血常规、尿常规、肝功能、肾功能、出血时间和凝血时间、心电图、胸部 X 线平片检查；检查血沉和血液各项免疫学指标，明确大动脉炎是否处于活动期。②术前针对病变血管应完善一些非创伤性检查，如踝肱指数（ankle brachial index，ABI）、彩色多普勒超声检查、CT 血管成像（computed tomography angiography，CTA）及磁共振血管成像（magnetic resonance angiography，MRA）等。这些检查也是术后随访病变血管治疗后是否通畅的方法。③穿刺部位备皮及术前签署手术知情同意书，向患者及家属解释介入手术操作的目的、操作方法、可能出现的副作用和并发症、可能的疗效及操作中的配合等问题。

（2）器材准备　根据病变段血管的直径和长度选择不同大小、长短的球囊导管及选用相关的辅助器材。

（3）药物准备　造影剂（宜用非离子型造影剂），局部麻醉药如利多卡因，血管扩张药如罂粟碱，抗凝血药如肝素，溶栓药如尿激酶，镇痛药等。

2. 术中操作步骤

（1）穿刺插管　常采用 Seldinger 技术穿刺插管建立血管通道。根据不同病变血管选择不同的穿刺插管途径及方向。动脉病变通常选用经股动脉逆行穿刺，也可采用顺行穿刺。上肢动脉也是常用途径，如桡动脉、肱动脉等。静脉病变除经股静脉途径外，尚可经颈静脉、锁骨下静脉等。此外，为了能进入门静脉必须经皮经肝穿刺门静脉、经颈静脉由肝静脉穿刺门静脉、经皮经脾穿刺脾静脉等，部分巴德-基亚里综合征（布-加综合征）患者只能经皮经肝穿刺才能进入肝静脉。术中全身肝素化，首剂量 1mg/kg

静脉注入，之后 1000～2000U/h 维持。

（2）血管造影　在进行经皮腔内血管成形术前必须根据临床需要进行诊断性血管造影。造影的顺序一般为先做非选择性造影，再进行选择性或超选择性造影。通常将诊断性造影导管（一般选用 4F 或 5F 猪尾巴导管）置于病变段血管的近心端（动脉造影）或远心端（静脉造影）进行造影，以明确狭窄部位、长度、程度及局部侧支血管的情况。动脉病变造影时，特别要注意其流出道的情况，尤其是对髂动脉、股动脉的病变。血管造影时除注意血管形态学改变，不可忽视的是观察血流动力学变化，包括监测局部的血管内压力，测量正常血管段和病变部位的直径。

（3）选择球囊　根据造影的表现，可估计 PTA 成功的可能性，并决定选用球囊导管的直径及长度，所选用的球囊直径一般比狭窄段同一血管邻近正常血管直径大 1mm，长度以能覆盖整个狭窄段为宜。球囊直径选择应根据病变血管的具体情况而定，有时也可选择小于标准的球囊，尤其是血管壁钙化明显、管腔严重狭窄、闭塞者，以减少 PTA 后动脉内膜夹层发生的概率。

（4）到达病变部位　要针对病变血管进行 PTA（图 3-1-4），首先必须使导丝、球囊导管能到达并通过病变血管，这是 PTA 最关键的步骤。

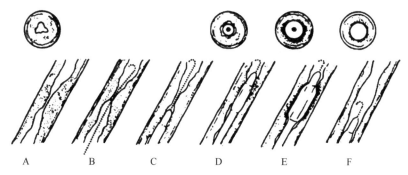

图 3-1-4　球囊血管成形过程示意图
A. 血管狭窄段；B. 导丝通过狭窄段；C. 沿导丝送入球囊；D. 球囊通过狭窄段；E. 狭窄段球囊扩张；F. 血管成形完成

（5）球囊扩张　经长硬导丝交换植入球囊导管进行扩张，部分患者可用预扩张导管对狭窄段血管进行预扩张。进行扩张前，应先注入肝素 3000～5000U。根据血管造影情况，将球囊定位于狭窄段的中心，若血管狭窄段较长，可先扩张一端，然后逐步扩张狭窄段全段。在 X 线透视监视下经导管注入稀释对比剂充盈球囊，当压迹正好位于球囊的有效扩张区时，可继续加压灌注，直至球囊的压迹消失。一般每次扩张持续 15～30 秒，可重复 2～3 次，若狭窄段较长，可分段扩张。球囊扩张成功技术标准：狭窄段血流灌注明显改善或恢复正常，跨狭窄动脉收缩压差＜1.3kPa，残余狭窄＜30%，无并发症存在。

球囊扩张操作注意事项：①球囊膨胀前应准确定位，并固定球囊导管，以防球囊膨胀时移位，影响扩张效果。②注意缓慢加压，以防球囊过快膨胀导致血管破裂。③注意不要超过球囊的额定压力，避免球囊破裂。④球囊在没有抽瘪前禁止来回抽动，以防内膜夹层形成。

（6）效果评估　PTA 术后可通过再次造影和监测血管内压力来评估扩张的效果。一般成功的标志是，再次造影显示狭窄段血管扩张，血流通畅，局部侧支循环消失；或监测血管内压力显示狭窄段两端压力差下降或消失。PTA 不一定要达到病变段直径的完全恢复，只要病变两端压力差小于 10mmHg 或残留狭窄小于 30% 即可。在做血管造影评估治疗效果的时候，导丝需保留在通过病变段的位置，防止扩张过程中内膜撕裂塌陷或急性血栓形成而失去建立修复通道的机会。

（7）退出球囊导管　在 PTA 成功后完全抽瘪球囊，缓慢退出球囊导管，拔去导管鞘，压迫穿刺点。

（二）经皮血管内支架植入术

经皮血管内支架植入术，又称为支架血管成形，其原理是利用支架支撑狭窄闭塞性血管的管壁，以保证局部具有足够的血流量，把内膜增生或血栓形成对远期疗效的影响减至最小。PTA 以后血管内膜撕裂是术后发生管腔再狭窄的重要原因，内支架的运用解决了 PTA 存在的主要问题，即弹性回缩及内膜损伤，从而降低了 PTA 之后再狭窄的概率。经过多年的临床实践，目前临床上较一致认为支架血管成形术是改善 PTA 远期疗效的重要手段。临床实践表明，PTA 加内支架植入术（stent implanting）是目前血管成形的主要技术，包括血管以外的胆道支架术、气管与支气管支架术、食管支架术及经颈静脉肝内门体静脉分流术（transjugular intrahepatic portosystemic shunt，TIPS）等。内支架（stent）是用温度记忆合金丝等制成的管状支撑器，将其放入狭窄或闭塞的血管、气管、食管或胆管等管腔内，靠其膨胀力来支撑管腔并保持长期开通。临床常见的有温度记忆支架、自膨胀支架和球囊扩张式支架等。

经皮血管内皮支架植入术操作技术叙述如下。

1. 术前准备　除外选择适当的支架这一过程，其余基本与经皮腔内血管成形术相同。

2. 支架的选择　包括支架的类型、直径、长度等指标。金属支架种类很多，结构相似的支架其性能有的相似，有的却相差甚远。选择支架应根据患者的病变情况、操作医生的经验甚至患者的经济情况决定。支架直径应比病变血管邻近段正常血管直径大 10%～15%。支架的长度应能覆盖整个病变段，若一个或一节不够，可将两个支架重叠或采用多节式支架。自扩式 Z 形支架适用于大静脉，Wallstent 支架及球囊扩张式支架适用于动脉系统；对病变较硬或由钙化斑块所致的狭窄，宜选用球囊扩张式支架如 Palmaz 支架；人体关节处的血管狭窄性病变可用 IntraCoil 支架而禁用球囊扩张式支架；颈动脉病变慎用球囊扩张式支架等。

3. 释放内支架　除内支架释放这一核心过程外，其他步骤与经皮腔内血管成形术基本相同。支架释放前应经导管或静脉行全身肝素化（一般 3000～5000U 肝素）。支架一旦释放，则不易更换位置和撤出，必须在透视下反复确认支架和靶血管的位置关系，确保支架定位精准。球囊扩张式支架释放后，须用 6～8 个大气压充胀球囊，持续加压 15～30 秒使支架完全展开并黏附于血管壁后，抽瘪和回撤球囊。再次选择性造影观察内支架的通畅情况，并作跨狭窄压差测量。术毕，穿刺点止血、包扎。术后继续抗凝 3～5 天，静脉滴注肝素或皮下注射低分子肝素。口服氯吡格雷 75mg/d，3～6 个月；口服肠溶性阿司匹林 100mg/d，6～12 个月。

六、经皮穿刺活检术

经皮穿刺活检术是非血管介入技术中的重要部分，一些通过影像学难以明确性质的病变，可通过经皮穿刺活检获取细胞学、组织学标本，以进一步做出定性诊断和鉴别诊断。介入性穿刺活检术简单易行、并发症少，它包括抽吸活检、切割活检、旋切活检及同轴活检。

为了提高经皮穿刺活检的准确性，经皮穿刺应在影像设备的引导下进行，为了避免穿刺通道损伤血管、神经，应根据穿刺通道的解剖学知识选择不同的影像设备引导；为了提高穿刺取材的阳性率，应根据不同的组织器官选择不同功能的穿刺针或导管；为了提高穿刺活检的安全性，应在术前认真复习患者相关资料及给予相关的实验室检查、体格检查，严格把握适应证、禁忌证，并与患者及其家属交流以取得配合和合作。

经皮穿刺活检术操作技术叙述如下。

所有穿刺活检均在无菌环境下进行，对穿刺器械应严格消毒。选定穿刺点后，对穿刺点及其周围皮肤消毒，并铺洞巾或其他无菌单。用 1%～2% 利多卡因作穿刺点局部麻醉。定位与穿刺均在影像监视下进行，由于肿瘤较大时其中心可发生坏死，而肿瘤边缘部分为生长活跃区，所以取材时应选择在肿瘤的边缘部分，或采用多向取材法。为防止恶性肿瘤的穿刺通道种植转移，应尽可能减少穿刺次数。

1. 抽吸活检　通常使用 21G 或更细穿刺针。将抽吸活检针穿刺进入病灶中，并进一步经影像监视核实针头位置，确保其位于病灶内。退出针芯，连接上 10ml 或 20ml 注射器，在负压状态下将穿刺针小幅度推进和退出 2～3 次，以利于病变组织或细胞抽吸入针芯内，抽吸结束的拔针过程中，只需保持注射器与针内腔的负压，不能再继续抽拉注射器。针尖即将退出皮肤、皮下组织的瞬间，应停止抽吸负压，以免针内腔的标本吸入注射器筒内，造成涂片困难。如抽吸出的是血性液体，则可能已穿至血管，应略退针微调方向再行取材。

穿刺针退出后，轻轻推注注射器，将针内腔的标本物质推注在载玻片上，然后推片、固定。若取材较多，可涂多张载玻片。最后将其送病理室进行细胞学检查。在穿刺针退出的即刻，使用无菌纱布覆盖穿刺点并稍加压迫，以防止穿刺点出血。

2. 切割活检 目的是获取组织标本，以能对病变进行组织学检查，其诊断敏感性与特异性均明显高于细胞学诊断。将切割穿刺针整体经皮穿向病灶，针头进入病灶边缘即可，向前推进切割针针芯，保持针芯深度不变，将针芯旋转 30°～90°，有利于病变组织进入针芯凹槽内，再向前推进切割针针套。套管前进中，即将针芯沟槽内的组织切下，封存于套管与针芯槽口内，然后将切割针整体退出。

七、放射性粒子组织间植入术

放射性粒子组织间植入术是局部控制恶性肿瘤的治疗方法。将微型放射性籽源植入肿瘤组织内或受肿瘤侵犯的组织中，放射性籽源持续发出低能 X 射线或 γ 射线，通过持续低剂量辐射作用，使肿瘤组织遭受最大程度的杀伤。其历史可以追溯到 20 世纪初，1905 年居里夫人完成了第 1 例镭针插植治疗，这既是放射性核素治疗的开始，也是近距离治疗的起点。1909 年 Pasteau 和 Degrais 在法国巴黎镭生物学实验室给前列腺癌患者经尿道导管植入镭囊，成功进行了第 1 例前列腺癌近距离放射治疗（放疗）。1917 年 *JAMA*（《美国医学会杂志》）报道纽约纪念医院 Barringer 采用手指肛诊指引，经会阴刺入导针，行前列腺放射性核素治疗。1931 年，Forssrl 提出了近距离放射治疗（brachytherapy）的概念。1952 年 Flocks 首创术中组织间注射胶体金粒子治疗前列腺癌。1972 年，Whitmore 首次采用碘-125（^{125}I）放射性粒子组织间植入治疗前列腺癌患者。20 世纪 90 年代中期，随着适应证选择标准的提高、计算机治疗计划系统（TPS）、术后分析系统和新的放射性核素的出现，这一技术得以进一步发展和完善，新型放射性核素不断研制成功，B 超、CT、三维 TPS 的应用技术和植入技术快速发展，粒子治疗定位更加精确，剂量分布更均匀、更合理。

用于组织间放疗的放射源有多种，如 ^{103}Pd、^{192}Ir、^{90}Y、^{125}I 等。由于 ^{125}I 放射源半衰期较长（约 59.6 天），释放 γ 射线能量为 27.4～35.5keV，平均 28keV，组织穿透力弱，约 1.7cm，靶区外剂量迅速衰减。放射源发出的纯 γ 射线有很强的生物学杀伤效应，而且在局部产生处方剂量后，外周组织中迅速衰减，有利于杀伤肿瘤细胞而保护正常组织。^{125}I 粒子是目前临床最常用的放射性粒子。我国在 2002 年经卫生行政部门批准后开始在临床引进和应用放射性粒子植入治疗技术，该技术发展迅速，可用于治疗多种原发性肿瘤和转移瘤，如前列腺癌、脑肿瘤、肺癌、头颈部肿瘤、胰腺癌、肝癌等。

放射性粒子组织间植入术操作技术叙述如下。

1. 术前靶区确定和计划 在超声或 CT 影像下确定治疗靶区，图像输入放射性粒子治疗计划系统（treatment planning system，TPS），根据三维治疗计划系统，给出预期的剂量分布，确定植入粒子的数量、分布和种植方式。

2. 术前准备及麻醉 术前签署治疗知情同意书，选择局部麻醉（局麻）或全身麻醉（全麻）。

3. 按计划行放射性粒子植入 放射性粒子植入的方式主要有术中植入法、模板立体定位法、超声或 CT 引导下经皮穿刺植入（图 3-1-5）及内镜引导等方式。

4. 剂量评估和质量验证 植入粒子后 30 天内行 CT 检查，根据 CT 检查结果，用 TPS 计算靶区及相邻正常组织的剂量分布，根据评价结果必要时补充治疗，以进行质量评估，了解肿瘤实际接受剂量。

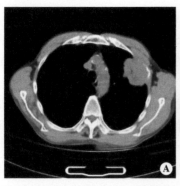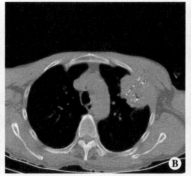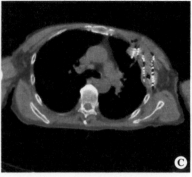

图 3-1-5　周围型肺癌放射性粒子植入
A. 胸部术前 CT；B. 第一次植入 ^{125}I 粒子 52 枚（活度 0.68mCi）；C. 第二次植入 ^{125}I 粒子 68 枚（活度 0.7mCi）

在治疗后 1 周、1～2 个月对疗效及发生并发症的可能性进行客观评估，得到真正的肿瘤内剂量分布，规范记录，然后评估结果，必要时补充其他治疗。

八、引　流　术

人体组织器官内的生理管道或体腔，常因病理性积液、积血或积脓等，需要在影像导引下进行经皮穿刺诊断或治疗性引流，这就是介入放射学中的引流术（drainage technique），如经皮肝穿刺胆道引流术（percutaneous transhepatic cholangio drainage，PTCD）等。引流术在临床常用于胆道及尿路梗阻；肝、脾及肾脓肿（图 3-1-6）；肝及肾囊肿或囊性变等。

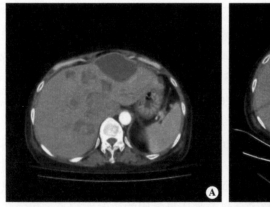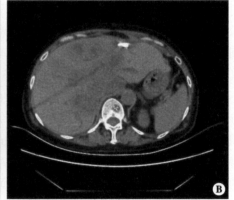

图 3-1-6　肝脓肿引流术
A. 肝脓肿引流术前 CT；B. 肝脓肿引流术后 CT

引流术操作技术叙述如下。

1. 选择穿刺路径　术前仔细分析相关影像学资料，确定病变部位、大小及与周围组织的相互关系等。根据病变部位协助患者取合适的体位（仰卧位、俯卧位或侧卧位），将自制的栅格贴于进针的大体体表对应位置，行 CT 扫描。以病灶最大截面作为进针的最佳层面，在 CT 显示屏上选择能避开重要的解剖结构、损伤最小、最短距离作为进针路径，然后用直线游标标记体表穿刺点，模拟进针通道，测量最佳进针深度和角度，用结晶紫（甲紫）标记穿刺点。

2. 操作方法　常规消毒、铺巾，局麻。术前先用手术刀尖在穿刺点挑开 2～4mm 小口，穿刺成功后撤出针芯，经穿刺针引入导丝，拔出穿刺针，沿导丝用扩张管扩张皮下组织通道后，撤出扩张导管，经导丝引入 5～12F 猪尾巴导管，撤出导丝，抽取内容物送细胞培养、药敏试验或生化检测。再注入适量对比剂，证实引流导管头端仍在最佳引流位置，并观察有无对比剂外溢、腔内分隔、瘘管形成等。然后继续抽吸，直至无液体抽出为止。用含抗生素的生理盐水 5～10ml 低压缓慢反复冲洗、抽吸。术毕，包扎切口，缝合固定引流管，连接负压引流袋、持续引流。

九、射频消融术

射频是交流电在一定高频范围内的振荡电流，射频消融术（radio frequency ablation，RFA）的原理是基于高频（450～500kHz）电流对生物学组织的相互作用，依靠离子间相互摩擦产生高温。在射频电极针间产生磁场，形成射频振荡电流，振荡频率与磁场强度呈正相关，足够能量的磁场使离子振荡，摩擦产热，从而导致肿瘤组织发生凝固性坏死。

射频消融在紧贴于电极针的周围产生热量，并通过热传导消融和对流效应进行热量的远处传播。射频摩擦产热幅度与其能量输出呈正相关，而靶病灶的热消融程度和范围取决于产热温度和持续时间。当温度达到 42℃时，消融组织对放疗、化疗的敏感度增加；温度达到 45℃并持续数小时，将导致细胞不可逆的损伤；温度达到 50～60℃时，细胞毒性反应可在数分钟内急剧增强；温度达到 60～100℃时，将导致肿瘤组织即刻发生凝固性坏死，细胞线粒体、胞浆酶及 DNA 产生不可逆损伤；温度达到 100～110℃，甚至更高时，组织将发生气化和碳化。

由于射频电极针与分散电极片（负极板）之间特定的组织阻抗和能量分散，施加射频脉冲后可迅速产生能量的衰减，导致针尖周围组织产热，组织温度的衰减距针尖的距离呈指数型衰减。这就意味着能够有效造成组织破坏的区域比较有限，一般单根射频电极针最大消融直径为 2.2～2.4cm。射频能量的输出非常精确，因此其消融范围相对固定，一般不太可能导致距离电极针较远组织的热损伤。但当靶组织紧邻大血管（内径≥3mm）时易受热池效应的影响，容易导致消融不完全而影响预后。

射频消融术操作技术叙述如下。

通过影像学检查确认病灶位置，规划手术方案，选择射频消融电极针型号，消毒铺巾后皮下注射 1% 利多卡因 10～20ml。在超声和 CT 的引导监测下，将电极针精准刺入肿瘤中心区，进行多点重叠消融（图 3-1-7），病灶局部温度控制在 70～90℃，持续 10～15 分钟，消融范围以超出肿瘤边缘 0.5cm 为宜。术毕撤出治疗针，局部加压、止血包扎。

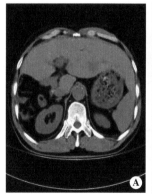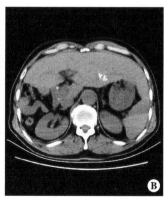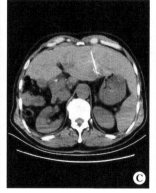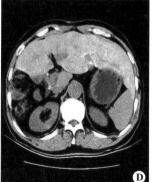

图 3-1-7　肝癌射频消融术
A. 术前 CT；B. TACE 术后残留；C. 射频消融针穿刺与消融；D. 射频消融术后增强 CT 复查

十、微波消融术

微波是指频率为 1～300GHz 的电磁波，介于无线电波和红外线之间。临床中通常使用的频率为 915MHz 和 2.4GHz。微波消融术（microwave ablation，MWA）是利用电磁微波使肿瘤组织水分子产生振荡和自旋，导致组织产热、蛋白质变性、细胞坏死。即微波天线发射电磁辐射而非依靠电流产热，导致与射频消融一致的组织凝固性坏死。基于此原理，微波消融能量传输不受碳化和组织加热沸腾所产生气泡的影响，能够获得较射频消融更高的组织加热温度（可达 150℃）。温度的升高和细胞的死亡呈指数关系，微波消融造成恶性肿瘤完全凝固性坏死仅需要很短的时间。由于微波消融并无电流通过人体，因此也无须在体表贴附电极片即可避免其导致的热损伤。同时人体内水分子含量高，大多数组织具有较高的电导率，因此容易吸收微波能量，产生较大的消融范围。

微波消融术操作技术叙述如下。

通过影像学检查确认病灶位置，规划手术方案，选择消融器械型号，消毒铺巾后皮下注射 1% 利多卡因 10～20ml。在超声和 CT 的引导监测下，将电极消融针穿刺入肿瘤病灶（图 3-1-8）。此外，还可在消融针旁植入热电偶以便监测消融温度。确认消融针位置无误后，开始进行微波消融，一般消融时间为 5～10 分钟，消融范围以超出肿瘤边缘 0.5cm 为宜。术毕撤出治疗针，局部加压、止血包扎。

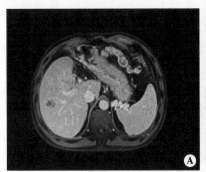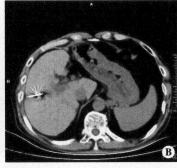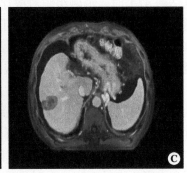

图 3-1-8　原发性肝癌微波消融术

A. 术前 MRI；B. 电极消融针穿刺与微波消融；C. 微波消融术后 MRI

第 2 节　介入治疗的适应证、禁忌证和常见并发症

一、适应证和禁忌证

随着介入技术的发展，DSA 在临床上的应用越来越广泛，不仅适用于动脉及静脉系统成像，而且适用于全身各部位的血管性疾病的诊断与治疗，是目前诊断血管性疾病可靠的影像技术，是诊断血管性疾病的金标准，也是介入治疗不可缺少的影像工具。但 DSA 的检查与治疗具有创伤性，需要进行穿刺插管、注射碘对比剂，导管留置在血管内的时间比较长，在检查中可能出现出血、栓塞及梗死等现象。因此，为确保每次手术的成功，在行 DSA 检查前要掌握其适应证、禁忌证，特别要注意其并发症的产生。

（一）适应证

1. 血管性疾病　适用于血管瘤、血管畸形、血管狭窄、血管闭塞、血栓形成等的诊断；血管性疾病的介入治疗；血管病变的手术后随访。

2. 肿瘤性疾病　适用于了解肿瘤的血供、范围及肿瘤的介入治疗；对细小的肿瘤，DSA 可根据肿瘤对碘染色的情况判断肿瘤的大小、范围，有利于进一步的栓塞治疗。肿瘤治疗的随访，通过 DSA 造影可了解治疗后的肿瘤大小、形态。尤其是对肿瘤的供血血管的了解更加明确，有利于指导下次的治疗。

3. 心脏、冠状动脉疾病　适用于结构性心脏疾病的诊断与介入治疗，冠状动脉疾病的诊断与介入治疗等。可通过心房、心室的造影对结构性心脏疾病进行明确的诊断；也可通过封堵术及球囊扩张术进行心脏疾病的治疗。在冠状动脉造影的基础上发现冠状动脉的狭窄或某分支的闭塞，可通过球囊扩张及支架的植入进行治疗。

4. 血管外伤的诊断与介入治疗 血管外伤有开放性的或闭合性的，尤其内脏血管的外伤对开放性手术治疗是复杂的，通过 DSA 的造影可发现外伤血管的部位、出血的情况。通过栓塞术可有效地对靶血管进行栓塞，以达到治疗的目的。

（二）禁忌证

1. 碘过敏者。
2. 严重的心、肝、肾功能不全者。
3. 严重的凝血功能障碍、有明显出血倾向、严重的动脉血管硬化者。
4. 高热、急性感染及穿刺部位感染者。
5. 甲状腺功能亢进、多发性骨髓瘤者。
6. 女性月经期及妊娠 3 个月以内者。

二、常见并发症

（一）穿刺插管所致并发症

1. 局部血肿 是介入操作的常见并发症，指穿刺点渗血引起的血肿，主要是穿刺不当、反复穿刺致血管损伤或拔管后压迫止血不当，导致血液外渗至血管外的组织间隙。若血肿累及盆腔、腹膜腔，可能会因破裂而大出血危及生命。

2. 暂时性动脉痉挛 多因导丝、导管反复刺激血管壁或在血管内停留时间过长所致。若在检查与治疗中产生暂时性动脉痉挛，则会影响手术的继续进行，可通过导管进入相应的血管，局部注射利多卡因或罂粟碱来解除痉挛。若四肢血管痉挛会导致四肢发麻，严重的会导致肢体缺血坏死，应及时处理。

3. 假性动脉瘤、夹层动脉瘤、动静脉瘘的形成 由于操作不当或动脉壁粥样斑块形成的糜烂区，以及导管、导丝过硬使血管内膜受损，插入的导管或导丝进入血管壁内而导致假性动脉瘤或夹层动脉瘤形成；若导管、导丝穿破动脉进入邻近的静脉则会形成动静脉瘘。要求操作者技术熟练，动作轻柔，不可强行操作。

4. 动脉切割、血管破裂 ①动脉切割：导管穿破血管进入非血管区，在血管造影时见不到靶血管。②血管破裂：一般为球囊扩张时由于扩张力或扩张球囊的大小超过血管本身的限制而导致血管破裂，若大血管出现破裂，不及时处理，会产生大出血，严重时可危及患者的生命。

5. 异位栓塞、气栓、血栓的形成

（1）异位栓塞 是介入栓塞治疗时，栓塞剂流入非靶血管而导致其他部位栓塞的现象。

（2）气栓形成 有两个方面因素，一方面是插管时导管及血管鞘未进行排气，另一方面是注射药液及对比剂时未排气或排气不充分。严重气栓，可引起血管闭塞，若靶血管为脑血管，则脑血管的闭塞会引起脑梗死。

（3）血栓 导管及导丝表面血液凝块（血块）、动脉斑块脱落后形成血栓，因导管、导丝反复移动而致血块或斑块脱落，脱落的血块、斑块随血流的运动进入某个血管而致血管栓塞，引起组织或器官的缺血坏死。若较大的血栓进入肺动脉，则会引发急性肺栓塞而导致死亡。

6. 严重的心律失常 冠状动脉造影及心脏各房、室的检查，由于导管或导丝会进入心室刺激房室的异位起搏点，引起心率加快，严重者导致心律失常。

7. 导管在血管内打结或折断 主要由于导管的质量问题，或拔管时没有进行导丝的引导而直接拔管导致导管折断。严格按要求使用一次性导管，严禁导管反复使用。严格按介入操作规程进行操作，插入导管前，应先进导丝，再在导丝的引导下插入导管；进出导管时应在 X 线监控下进行。

（二）对比剂过敏所致严重并发症

1. 碘过敏反应或特异质反应 主要为过敏性休克、荨麻疹、血管神经性水肿、喉头水肿、急性肺水肿、急性肾衰竭、横断性脊髓炎、癫痫和急性脑水肿等征象，甚至发生血压下降，呼吸、循环衰竭而死亡。

2. 剂量依赖和器官毒性反应 因对比剂具有高渗性、离子性和化学毒性等，同时与注射时间和剂量有关。大剂量快速注射后，会产生如恶心、呕吐、心动过速或心动过缓，甚至心搏骤停等一系列不良反应。

第3节 介入治疗的术前准备与手术操作

一、术 前 准 备

（一）患者准备

1. 碘过敏试验 介入治疗主要为血管介入，而要显示血管的形态需要用碘对比剂进行 DSA 检查，早期采用离子型的对比剂一定要进行碘过敏试验。现在采用非离子型对比剂一般不进行碘过敏试验，直接使用即可，但有时也会产生一些过敏反应，值得注意。

2. 血常规、肝功能、肾功能及出血时间、凝血时间检查 主要是碘对比剂对肾功能的损害，同时介入手术常规使用肝素，会引起出凝血功能的改变。

3. 术前 4 小时禁食 防止手术中出血、呕吐引起的食物反流到气管，或尽量进食流质饮食，若需进行全身麻醉，必须禁食。

4. 穿刺部位备皮 针对不同部位及不同个体进行处理。

5. 向受检者和家属简述造影目的、手术过程，消除其顾虑及紧张心理。同时告知术中、术后可能发生的意外情况和并发症，取得受检者和家属的理解，得到受检者手术中的配合，并签署手术知情同意书。

6. 儿童及不合作者给予镇静剂或施行全身麻醉。

7. 建立静脉通道，便于术中给药和急救。

（二）器械准备

1. 介入手术器械准备 包括消毒手术包、无菌布类包。造影或穿刺用的穿刺针、血管鞘、导管、导丝，注射器若干个等。

2. 造影设备准备 主要为 DSA 设备、高压注射器。术前检查设备运行状况，确保手术正常进行。其他设备如心电监护仪、超声诊断仪等也要进行检查，确保正常工作，备好抢救设备。

（三）药品准备

1. 常规药物 配备肝素、利多卡因、生理盐水。

2. 对比剂 浓度为 60%～76%离子型对比剂或 300～370mg/ml 非离子型对比剂碘。

3. 其他 备好各类抢救药品。

二、手 术 操 作

（一）血管造影

1. 动脉造影 常规穿刺部位消毒后进行铺巾，采用 Seldinger 技术，在局麻（必要时全麻）下行股动脉穿刺（或选用肱动脉、桡动脉、腋动脉），并置放血管鞘，以导丝作向导将导管送入靶血管。导管头端到达靶血管后，透视下在导管内注入少量对比剂（冒烟），证实导管头端在靶血管内，然后可进行造影。人体内血管走向各异，变化较大。因此，应选择与之相匹配的导管、导丝等器械，选择相应的注射参数以满足检查需要。

手术操作过程中一般先做较大血管的 DSA，必要时再行选择性或超选择性血管造影。操作时动作要轻柔，避免导管导丝先端对血管内膜的损伤。充分利用设备的各项特殊功能，如参考图、路径图功能、实时 3D 路径图功能等，用以指导插管，缩短手术操作时间。在进行栓塞治疗时，必须明确血管的走行，确保栓塞部位准确。手术结束，撤离导管，拔出血管鞘，对穿刺部位进行压迫止血，压迫止血时间至少 15 分钟，待观察穿刺点无渗血后加压包扎，并在平卧 24 小时后方可下床走动；如行股动脉穿刺还可采用血管闭合设备封堵穿刺点的方法，可使制动时间缩短，仅需平卧 2～4 小时，解决了 24 小时制动引起的不适。

2. 静脉造影　一般也采用 Seldinger 技术进行穿刺插管，穿刺部位为股静脉或肘部静脉、颈静脉。操作方式与动脉相似，手术结束后压迫止血所需时间较动脉造影略短。

（二）非血管治疗

1. 穿刺引流　准备不同穿刺部位的相应的材料、药品及器械。

2. 实质器官穿刺　透视定位，确定穿刺点，消毒铺巾，局部麻醉，根据不同的要求进行相应的穿刺，在透视下进行穿刺，当达到靶器官或组织时，进行相应的操作。

（罗来树　范良好）

第**4**章
头颈部的介入诊疗技术

🎯 学习目标

1. 掌握头颈部动脉系统各血管起始位置与分支。
2. 熟悉各个血管的造影参数。
3. 掌握头颈部各病变的介入治疗方法。
4. 熟悉头颈部 DSA 图像处理。
5. 了解头颈部的介入治疗。

第 1 节　头颈部血管解剖

一、动 脉 系 统

（一）主动脉弓及大血管

胸主动脉起自左心室流出道，于第 2 胸肋关节（胸骨角平面）高度移行为主动脉弓。主动脉弓血管解剖的类型及大血管的结构可以影响头颈部 DSA 的操作及介入治疗。根据 Casserly 等的描述，可以根据无名动脉（头臂干）和主动脉弓的关系将主动脉弓分成 3 种类型（图 4-1-1）。Ⅰ型主动脉弓是指无名动脉、左颈总动脉和左锁骨下动脉 3 条大血管处于主动脉弓外弧的同一水平面上；Ⅱ型主动脉弓是指无名动脉自主动脉弓的外弧和内弧间的水平面上发出；Ⅲ型主动脉弓是指无名动脉自主动脉弓内弧以下的水平面上发出。目标动脉发出的位置越低（如Ⅱ型或Ⅲ型主动脉弓），导管进入颈动脉的难度越大。主动脉弓自右向左依次发出无名动脉、左颈总动脉和左锁骨下动脉，主动脉弓的分支变异的类型可能会影响导管的走向，最常见的是左颈总动脉和无名动脉共享一个开口的"牛型弓"（图 4-1-2）。

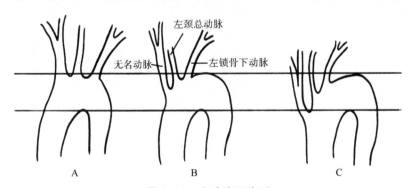

图 4-1-1　主动脉弓分型
A. Ⅰ型主动脉弓；B. Ⅱ型主动脉弓；C. Ⅲ型主动脉弓

（二）颈总动脉

颈总动脉（图 4-1-3）是头颈部的主要动脉干，左侧发自主动脉弓，右侧起自无名动脉。颈总动脉经胸锁关节后方，沿食管、气管和喉的外侧、颈内静脉内侧上行，平甲状软骨上缘处分为颈外动脉和颈内动脉。颈总动脉末端和颈内动脉起始部梭形膨大为颈动脉窦，窦壁内有压力感受器，当血压升高时，窦壁扩张，刺激压力感受器，反射性地引起心率减慢、末梢血管扩张、血压下降。颈总动脉分叉处后方有颈动脉小体，是由结缔组织固定于动脉壁上化学感受器，可感受血液中二氧化碳分压、氧分压和氢离子浓度变化。当血中氧分压降低或二氧化碳分压升高时，可反射性地引起呼吸加快、加深。当进行颈总动脉分叉处的介入插管操作或者球囊支架植入操作时，有可能刺激到附近的感受器，从而引起心率、血压、呼吸等的变化，需要严密监测患者的生命体征。

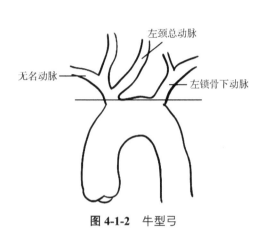

图 4-1-2　牛型弓

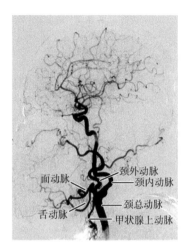

图 4-1-3　颈总动脉侧位

（三）颈内动脉

双侧颈总动脉于甲状软骨水平（第 4 颈椎水平）分别发出颈内动脉和颈外动脉。颈内动脉起自颈总动脉的分叉部，先居颈外动脉的外后方，继而转向颈外动脉的内后方，经颈动脉孔入颅，穿过海绵窦，于前床突上方发出大脑前动脉和大脑中动脉。其行径以岩骨的颈动脉管外口为界分为颅外段和颅内段，颅外段呈垂直方向走行，一般没有分支。

颈内动脉按照 1981 年 H.Gibo 命名分为四段：颈段、岩段、海绵窦段和床突上段。按照 1996 年 A.Bouthillier 命名分成七段：颈段 C_1、岩段 C_2、破裂孔段 C_3、海绵窦段 C_4、床突段 C_5、眼动脉段 C_6 和交通段 C_7（图 4-1-4）。颈内动脉在颈段和岩段没有分支，海绵窦段发出一些小分支分布于海绵体和硬脑膜。颈内动脉在鞍背上方、视交叉外侧发出分支，主要有眼动脉、后交通动脉、脉络膜前动脉、大脑前动脉及大脑中动脉等（图 4-1-5）。

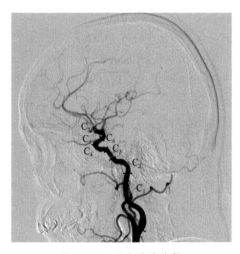

图 4-1-4　颈内动脉分段

1. 眼动脉　是颈内动脉出海绵窦后的第一大分支，起自前膝段与床突上段之间，常发自颈内动脉床突段的内侧缘，向前进入眼眶。眼动脉最重要的分支为视网膜中央动脉，在眼球后方沿视神经直向前行，于视盘处分为视网膜颞侧上、下动脉和视网膜鼻侧上、下动脉，分别营养相应区域的视网膜内层。

2. 后交通动脉　起于颈内动脉的床突上段，向后与大脑后动脉吻合，其前壁构成基底动脉环（又称大脑动脉环、威利斯环，Willis circle）的外侧面，当其粗大时，起始部可以发生漏斗状扩张，容易被误诊为动脉瘤。后交通动脉沿途发出一些中央支动脉，各中央支动脉之间没有吻合，其中任何一支闭塞，将出现供血区梗死。

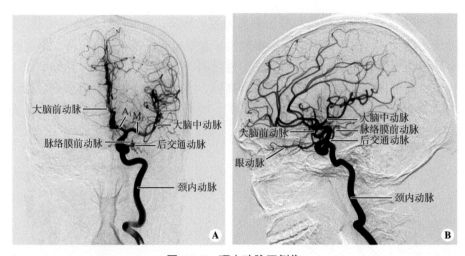

图 4-1-5 颈内动脉正侧位

A. 颈内动脉正位（A_1：大脑前动脉 A_1 段；M_1：大脑中动脉 M_1 段）；B. 颈内动脉侧位

3. 脉络膜前动脉 起于颈内动脉的床突上段附近，后交通动脉远侧 2～4mm 处，在鞍上池和脚间池内向后内方行走，从外向内跨过视束走向外侧膝状体，然后经脉络膜裂进入侧脑室下角向脉络膜丛供血。该动脉较细，在蛛网膜下腔内行程较长，因而较容易发生闭塞。

4. 大脑前动脉 起自颈内动脉床突上远段，主干在胼胝体沟内走行，发出分支分布到大脑半球的内侧面，顶枕裂之前和大脑半球外侧面的上缘。两侧大脑前动脉通过前交通动脉相连，是构成基底动脉环的重要部分。大脑前动脉的分支有皮质支和中央支两组，眶额动脉、额极动脉、胼缘动脉、胼周动脉属于皮质支，中央支分为长中央动脉、短中央动脉。大脑前动脉分为五段：水平段 A_1，胼胝体下段 A_2，膝段 A_3，胼周段 A_4，终段 A_5。

5. 大脑中动脉 是颈内动脉的直接延续，是颈内动脉最大的一个分支，起始部横过前穿质向外，在蝶骨小翼附近进入大脑外侧裂，沿岛叶外侧面上行，并向后发出分支，然后转向后上沿脑表面后行。大脑中动脉与大脑前动脉、大脑后动脉有丰富的吻合，大脑半球 80% 的血液来自大脑中动脉。大脑中动脉可分 5 段：水平段 M_1 在正位像上水平向外行，发出豆纹动脉、眶额动脉；岛叶段 M_2 又称回转段，续 M_1 段末段，改为向后上方走行的一段，在岛叶表面绕岛叶前端进入外侧裂，故称岛叶段，发出额前动脉、侧裂动脉及额后动脉；侧裂段 M_3 隐藏于外侧裂内，从 M_2 段基底部发出向中央沟上升的动脉，先分为小的眶额动脉和大的额顶升动脉，后者又分出中央沟动脉、中央前沟动脉和中央后沟动脉；分叉段 M_4 和终段 M_5 是大脑中动脉末端向后分布于外侧裂上、下缘的部分，分为顶叶后动脉、角回动脉和额后动脉；M_3 段、M_4 段、M_5 段合称大脑外侧裂动脉组。

（四）颈外动脉

颈外动脉起始于颈总动脉，于甲状软骨水平（约第 4 颈椎水平）与颈内动脉分开，位于颈内动脉的前内侧，然后跨过其前方绕至前外侧上行，穿腮腺实质，达下颌颈高度分为颞浅动脉和颌动脉两个终支。颈外动脉的分支有 8 支，由近至远端分别如下所述（图 4-1-6）。

1. 甲状腺上动脉 于颈外动脉起始处发出，向前下方行于颈总动脉与喉之间，向前下方达甲状腺侧叶上端，分支至甲状腺上部和喉等器官。

2. 舌动脉 平舌骨大角处，起自颈外动脉，经舌骨肌深面进入舌内，分支营养舌、腭扁桃体及舌下腺等。

3. 咽升动脉 自颈外动脉起端的内侧壁发出，沿咽侧壁上升达颅底，分支至咽、腭扁桃体及颅底和颈部深层肌。由于动脉较细小，常规造影不易显影，但当发生硬脑膜动静脉瘘（DAVF）时，此血管常常参与供血。

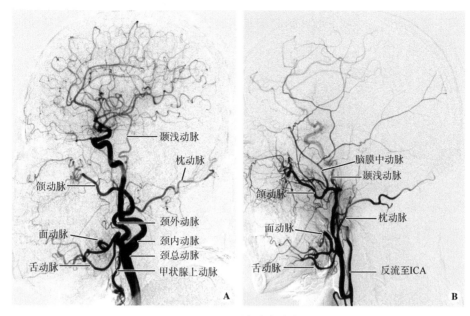

图 4-1-6　颈外动脉分支
A. 颈外动脉侧位；B. 颈外动脉远端分支

4. 面动脉　又称颌外动脉，在舌动脉末梢上方起始，经下颌下腺深面至咬肌止点前缘绕过下颌骨体下缘到面部，又经口角和鼻翼至内眦，改名为内眦动脉，面动脉沿途分支至下颌下腺、面部和腭扁桃体。面动脉分颌下水平段与表面上升段，颌下水平段的分支腭升动脉位于咽壁，供应鼻咽部和软腭，腭升动脉破裂时可引起鼻出血。

5. 枕动脉　与面动脉同高度发自颈外动脉后壁行向后上方，在斜方肌和胸锁乳突肌止点之间穿出至枕部皮下，分支分布于枕顶部。在侧位像上分 3 段：上升段、水平段和再上升段，重要分支为脑膜支，经乳突孔入颅，供应枕叶内面、岩骨后面和后颅凹的硬脑膜。

6. 耳后动脉　在枕动脉的稍上方，向后上方走行，分布于枕耳后部、腮腺和乳突小房，分支有耳支、枕支及茎乳动脉，供应耳郭的内侧面、耳后头皮及腮腺。

7. 颌动脉　经下颌颈深面（腮腺内）入颞下窝，沿途分支分布于外耳道、中耳、硬脑膜、颊部、腭扁桃体、上颌牙齿和牙龈、下颌牙齿和牙龈、咀嚼肌、鼻腔和腭部等。

8. 颞浅动脉　跨颧弓根至颞部皮下，分布于额部、颞部、顶部的软组织及腮腺和眼轮匝肌等，是颈外动脉的终末支之一，系颈外动脉的延续，与颌内动脉成直角发出，与颌内动脉、耳后动脉有吻合。供应头皮的前方和面部上外侧。颅内外低流量搭桥术时，常选用此血管为"桥血管"。

（五）椎动脉与基底动脉

1. 椎动脉　起自锁骨下动脉，经第 6 至第 1 颈椎横突孔上行，从枕骨大孔的椎动脉孔入颅，入颅后由延髓外侧转向腹侧走行,两侧椎动脉在脑桥下缘汇合成基底动脉。椎动脉在颈段发出脊髓支和肌支，比较细小，一般血管造影不能看到。椎动脉在颅内段的主要分支有脊髓前动脉、脊髓后动脉和小脑下后动脉。小脑后下动脉行走于延髓橄榄体下端向后绕行，至脑干背侧，末端分两支：一支至小脑下蚓部，一支至小脑半球下面（图 4-1-7）。

基底动脉由双侧椎动脉在脑桥下缘汇合而成。主要分支：小脑下前动脉、小脑上动脉和左、右大脑后动脉。在脑干腹侧面中线上行终于脚间池，末端分为两个终支，即左、右大脑后动脉，它起自脑桥中缘附近、两侧动眼神经之间，发出分支分布于颞叶、顶叶、中脑、第三脑室和侧脑室的脉络丛及室管膜。小脑上动脉自基底动脉末端的稍下方发出，从中脑外侧绕大脑脚，再经小脑前缘至四叠体后部，分布于小脑蚓部上面和小脑背后侧。小脑下前动脉起于基底动脉下 1/3，在脑桥腹侧沿展神经向下外行走，进入小脑脚池，供应小脑下部。

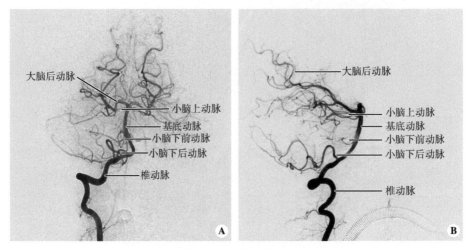

图 4-1-7 椎动脉正侧位

A. 椎动脉正位；B. 椎动脉侧位

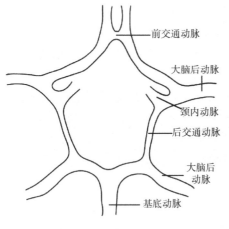

图 4-1-8 基底动脉环

2. 基底动脉环 是颈内动脉和椎动脉系统在鞍上池垂体柄视交叉和漏斗周围形成的吻合，为大脑主要的侧支循环，提供前循环（颈动脉）和后循环（椎基底动脉）之间的沟通路径，有助于大脑两侧血液供应的平衡。正常基底动脉环由两侧大脑前动脉交通前段、两侧大脑后动脉交通前段、两侧颈内动脉末端及前交通动脉和后交通动脉组成，当颅内某一血管处于病理条件下，如动脉粥样硬化、血栓栓塞、出血以及先天性梗阻等，基底动脉环（Willis 环）可以提供灌注的替代途径，以维持脑的血液供应（图 4-1-8）。

3. 脊髓动脉 主要由纵行的脊髓前动脉、脊髓后动脉和横行的脊髓节段性动脉组成。脊髓前动脉是由左右椎动脉各发出的两个分支合成一条动脉干，沿途不断接受来自颈、胸、腰各部节段性动脉分出的前髓动脉，延伸至脊髓圆锥，其分支有沟动脉、外侧支等。脊髓后动脉，由椎动脉或小脑下后动脉发出左、右两条脊髓后动脉，沿脊髓后外侧沟在后根内侧迂曲下行，其分支有软脊膜动脉、节段性动脉等（图 4-1-9）。

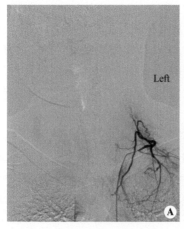
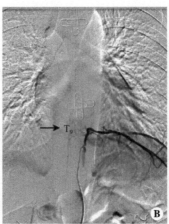
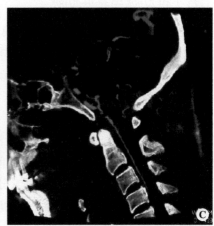

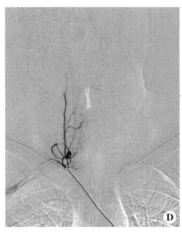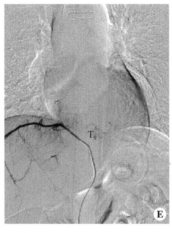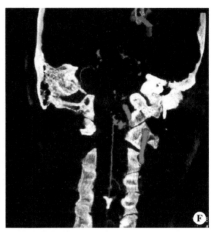

图 4-1-9　脊髓动脉造影

A. 左侧脊髓前动脉；B. T$_9$ 铅标识及左侧第 9 肋间动脉；C. 脊髓动脉双容积重建（侧位）；D. 右侧脊髓前动脉；E. 脊柱旁的一支血管；
F. 脊髓动脉双容积重建（正位）

二、静 脉 系 统

颅脑的静脉主要由颅内静脉、颅外静脉组成。脑及脑膜的静脉回流由板障静脉、脑膜静脉、硬脑膜静脉窦、脑的深静脉和浅静脉组成。

1. 板障静脉　是由小而不规则的内皮覆盖的血管管道组成，行走于内外板之间，与颅外静脉、脑膜静脉、硬脑膜静脉窦相交通，造影不显影。

2. 脑膜静脉　存在于硬膜内，引流大脑镰、小脑幕、硬脑膜的静脉血流，行走于内板的静脉沟内，与硬脑膜窦或颅外深部的翼丛、颈椎周围的椎静脉丛相交通。

3. 硬脑膜静脉窦　是内皮覆盖的管道，位于硬膜的两层之间，呈小梁结构，没有瓣膜，没有平滑肌，不能收缩，是收集颅内静脉的主要通道。脑内血液通过硬膜静脉窦引流到颈内静脉，主要有以下 8 个：上矢状窦、下矢状窦、直窦、横窦、乙状窦、海绵窦、岩上窦、岩下窦。

（1）上矢状窦　位于大脑镰上缘，从鸡冠起向后直至窦汇。

（2）下矢状窦　位于大脑镰的游离缘之下，与上矢状窦平行，与大脑大静脉汇合成直窦入窦汇。

（3）直窦　由大脑大静脉与下矢状窦汇合而成，向后经窦汇至横窦。

（4）横窦　成对，位于小脑幕后、外侧缘附着处的枕骨横沟内，连于窦汇与乙状窦之间，与上矢状窦呈 T 形相交。接受小脑半球下静脉、下吻合静脉（拉贝静脉）、岩上窦和许多导静脉的血液。

（5）乙状窦　成对，位于乙状沟内，乙状窦是横窦的延续，向下经颈静脉孔与颈内静脉相近，围绕颞骨乳突而呈乙字状，向前下走行，至颈静脉孔处延续为颈内静脉。许多导静脉和小脑静脉引流入乙状窦。

（6）海绵窦　位于鞍旁，为两层硬脑膜间的不规则腔隙，形似海绵故名。两侧海绵窦经海绵间窦互相沟通，它前接眼静脉，两侧接大脑中静脉，后经岩上窦与横窦相通，经岩下窦与乙状窦或颈内静脉相通。

（7）岩上窦　成对，位于颞骨岩部后缘处的岩上沟内。起自海绵突的后端向后外行走，引流入横窦。

（8）岩下窦　成对，位于颞骨岩部锥体后面下缘的岩枕裂内。起自海绵窦的后端，将海绵窦内的血液引向颈内静脉。

4. 大脑的深、浅静脉（图 4-1-10）

（1）大脑深静脉　主要收集脑深部血液，包括丘脑纹状体静脉、膈静脉、大脑内静脉、大脑大静脉和基底静脉。丘脑纹状体静脉接受丘脑、纹状体、胼胝体及侧脑室血液，在侧脑室侧壁尾状核和丘脑之间的沟内向前、向下、向内走行，在室间孔后壁与膈静脉混合，转折后成为大脑内静脉。左右大脑半球各一条大脑内静脉，沿第三脑室顶向后下，在胼胝体压部下汇合成大脑大静脉，大脑大静脉还接受四叠体、松果体和小脑蚓部上面的血液，其后方与下矢状窦汇合成直窦。基底静脉接收前穿质、基底核和岛叶的血液，沿大脑脚向后上汇入大脑大静脉。

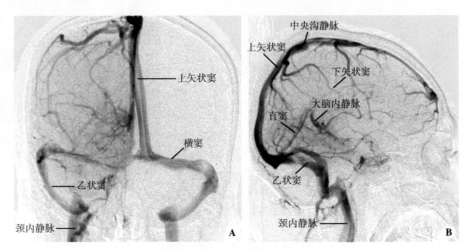

图 4-1-10　脑静脉回流
A. 脑静脉回流正位；B. 脑静脉回流侧位

（2）大脑浅静脉　主要收集大脑皮质血液。大脑上静脉每侧数条，经大脑表面注入上矢状窦。大脑中静脉由数分支汇合成一条，位于外侧裂，注入海绵窦。此外，还有大脑下静脉，位于大脑底面，注入海绵窦岩上窦。交通吻合静脉为各种静脉之间的连接。

（3）椎静脉　根据静脉引流的方向，可分为 3 个主要引流系统。

1）上组：向上引流至大脑大静脉的分支静脉，其中小脑中央前静脉和上蚓静脉引流小脑上部和前部的血流，中脑后静脉和中脑前静脉引流脑干的血流。

2）前组：引流至岩上窦的静脉，主要为岩静脉，它由引流小脑半球前部及引流脑桥和延髓前外面的多个尾支组成。

3）后组：向后外引流入窦汇及邻近直窦或侧窦的静脉，这组静脉引流小脑半球和扁桃体的后下面，主要为下蚓静脉和小脑半球下静脉。

（4）颅外静脉　主要有面总静脉、枕静脉、耳后静脉等。面总静脉中的面前静脉收集颜面大部分血流，面后静脉由浅静脉和上颌静脉汇合而成。枕静脉和耳后静脉都汇入颈外浅静脉，面总静脉注入颈内静脉，而颈外浅静脉则注入锁骨下静脉。

5. 颅内静脉回流的总体情况

大脑表浅静脉→大脑上静脉→上矢状窦→横窦→乙状窦→颈内静脉。

大脑深部静脉、丘脑纹状体静脉、膈静脉、丘脑体静脉、纹状体、胼胝体、侧脑室静脉→大脑大静脉→下矢状窦→直窦→横窦→乙状窦→颈内静脉。

眼静脉、大脑中浅静脉、中央沟静脉、下吻合静脉→海绵窦→岩上窦（岩下窦）→横窦→乙状窦→颈内静脉。

第 2 节　头颈部病变的介入治疗

一、目的与适应证

1. 颅内动脉瘤的造影诊断及介入栓塞治疗。

2. 脑动静脉畸形的造影诊断及介入栓塞治疗。

3. 硬脑膜动静脉瘘的造影及介入栓塞治疗。

4. 颈内动脉海绵窦瘘的造影及介入栓塞治疗。

5. 脑血管狭窄的造影诊断及介入治疗。

6. 颅内肿瘤病变的造影诊断及介入治疗。

7. 头颈部出血的类型诊断及对应的介入治疗。

8. 缺血性脑卒中的造影及介入治疗。

二、造 影 技 术

（一）手术操作

全脑血管造影包括双侧颈内动脉、颈外动脉及椎动脉的正位和侧位造影，对于病变血管可以加摄双侧斜位，有条件的可以采用旋转造影和三维重建。全脑血管造影需要严格防止血栓形成，患者需要保持肝素化，采用持续压力灌注冲管的封闭式管路系统，然后采用 Y 阀系统输送介入器材，将高压注射器连接管连接前需要充分排气，并确认连接处无气泡。

1. 颈动脉 包括颈总动脉、颈内动脉、颈外动脉。应用 Seldinger 技术进行股动脉穿刺插管，将单弯或多功能导管插至升主动脉弓，然后将导管插入靶血管。常规先行右侧颈动脉及椎动脉的造影，再行左侧颈动脉及椎动脉造影。行右侧颈动脉造影时，先将导管尖端抵至无名动脉开口处，然后旋转导管使导管尖端指向内侧，继续在导丝的引导下推进，使其进入右颈总动脉。转动 C 臂，使颈部呈侧位像，将导管插至第 4~5 颈椎平面时，根据造影目的将导管送入颈外或颈内动脉，然后试注入少量对比剂，证实导管在靶血管后进行造影；也可在颈总动脉使用透视路径图技术，推注少量对比剂显示颈动脉分叉，实时引导插管的方向和目标。左颈总动脉自主动脉弓发出，其主干与主动脉弓约呈锐角，旋转导管使其尖端向上，然后缓慢向后拉动导管，使导管头端进入左颈总动脉开口，并利用回抽和推动等操作技巧，使导管进入左颈总动脉，采用同样的方法将导管送入颈外或颈内动脉进行相应的造影。颈外动脉分支较多，常用超选择性插管进行造影。

2. 椎动脉 通常任何一侧椎动脉的造影均可获得椎基底动脉血管像。左椎动脉的开口部与左锁骨下动脉的上行段平行，导管容易进入左椎动脉，这是常用左椎动脉插管造影的原因。将导管推进至主动脉弓部，使导管尖端指向外上方，直指左锁骨下动脉，略向上推进，并旋转导管 180°，使其尖端指向内上方进入左椎动脉，继续向前插进 3~4cm，注射对比剂后证实为椎动脉，再进行造影。右椎动脉插管较左侧困难，导管经主动脉弓进入无名动脉后，在导丝的引导下将导管插入右锁骨下动脉，再扭动导丝，使其进入椎动脉后具有一定的张力再向上推送，然后输送导管，使导管头端进入右椎动脉开口，撤回导丝，注射对比剂后证实为椎动脉，继续向前插进 3~4cm 后进行定位造影。

3. 脊髓动脉（有标识的插管造影） 全脊髓血管造影包括双侧椎动脉、双侧甲状颈干和（或）肋颈干、双侧肋间动脉、双侧腰动脉、双侧髂内动脉在内的全部血管造影。此点非常重要，是防止漏诊、误诊的关键。先完成双侧椎动脉、双侧甲状颈干和（或）肋颈干的血管造影，多选用脑血管造影导管；再行双侧肋间动脉、双侧腰骶动脉、双侧髂内动脉的造影，多使用 Cobra、Mik、Yashino 等造影管。肋间动脉和腰动脉选择造影时，可以从位置相对固定的第 12 胸椎（T_{12}），开始依次往上至第 1 胸椎（T_1）或往下选择至第 5 腰椎（L_5）及骶正中动脉和髂内动脉，建议使用铅数字标识相应的椎体并记录，以免漏掉或重复造影。造影导管进入相应部位后，首先使造影导管头端朝向主动脉的背侧面，因为所有肋间动脉和腰动脉的开口均位于胸腹主动脉的背侧面。判断方法：转动导管，造影导管头端与造影导管转动方向一致即为正确，相反则导管头端位于腹侧面，可以转动造影导管一周进行调整。利用 Cobra

等导管的固有形态探寻肋间动脉开口，探寻过程中可以少量推注对比剂以便判断血管开口。当找到目的血管并行造影后，探寻下一支血管时可以保持导管方向并轻推导管，利用导管的自然形态弹入下一支血管。

（二）造影程序与高压注射器参数选择

造影程序一般选择 DSA 减影模式，常规使用 6f/s，为减少辐射剂量，采用手术人员隔室造影，并选择 DSA 编程采集模式：4～5s 的动脉期 6f/s，顺序 4～5s 的毛细血管期 3～4f/s，顺序的静脉期 2～3f/s 直至静脉窦显影减淡。造影程序联动高压注射器一般选择对比剂延时注射 0.3～0.5s，上升（Rise）时间约 0.3s。

透视程序及透视路径图一般默认 15f/s，可以选择更低的采集帧率以减少辐射剂量，一般插管操作最低可以选 4f/s，治疗可以选 6f/s。

对比剂常规选用 270～370mg/ml 浓度的非离子型对比剂碘，肾功能低下者可选择等渗对比剂。常用造影参数见表 4-2-1。

表 4-2-1　常用造影参数

检查部位	流率（ml/s）	总量（毫升/次）	压力极限（PSI）
主动脉弓	15～25	25～35	600～1000
颈总动脉	4～6	8～12	150～300
颈内动脉	4～5	6～8	150～300
颈外动脉	3～4	5～6	150～200
椎动脉	3～4	6～8	150～250
锁骨下动脉	4～6	8～12	200～300
脊髓动脉	1～2	3～6	100～150
静脉（间接）	4～5	10～12	150～300
静脉（直接）	3～4	6～8	150～200

3D-DSA 造影需要选择 DSA 程序和高压注射器对比剂注射时机的配合。DSA 程序选择不减影模式，C 臂旋转采集一圈；DSA 程序选择减影模式，C 臂旋转采集第一圈获取蒙片，C 臂回位后采集第二圈获取注射对比剂后的影像，两圈的采集数据和旋转减影数据均可以上传至工作站进行三维重建。旋转采集时患者头部应处于三轴的等中心位置，且 C 臂旋转范围内无电线等异物遮挡，避免碰撞，一般采用高压注射器联动对比剂提前注射，即扫描延迟的方式，延迟时间一般大于 0.5s，准确延时时间应参考 DSA 造影时对比剂开始注射到进入靶血管的时间差，对比剂速率可以选用 DSA 造影量的 2/3，即颈内动脉 2.5～3.5ml/s，注射时间为 DSA 旋转采集时间+提前注射时间，总量为速率和注射时间乘积。

（三）造影体位

颈内动脉造影常规采取头颅标准正、侧位，必要时加左、右前斜位或者采用旋转造影并 3D 重建。侧位为水平侧位，使两外耳孔重合，前颅底骨重叠；正位要求双侧岩骨位于眼眶下 1/3，避免与大脑中动脉重叠，透视下 C 臂向头位旋转至双侧岩骨与眼眶内上缘重叠，再进行造影。颈外动脉造影取正、侧位，必要时加左、右前斜位。椎动脉造影的常规体位是标准侧位和汤氏位。若颈内、外动脉分开不明显，可采用 15°～30°斜位显示颈内、外动脉的根部。若要了解颈动脉及椎动脉的起始点分布情况，可采用主动脉弓造影，即左前斜位 45°～60°，使主动脉弓、头臂干、左颈总动脉及椎动脉显示清晰（图 4-2-1）。也可以采用患者头左旋 30°左右，旋转 C 臂相同角度使头部处于正位影像，使造影图像包含主动脉弓至颅内大脑中的血管，既可以显示主动脉分支，又可以显示正位的颅内血管。

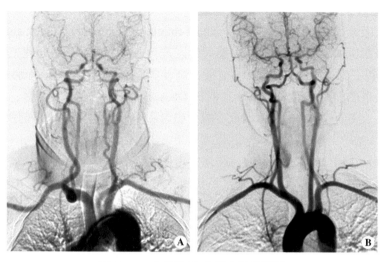

图 4-2-1 主动脉弓-全脑血管全程图
A. 主动脉弓-全脑血管全程正位造影；B. 主动脉弓-全脑血管全程左前斜位造影

（四）图像处理

1. 二维图像处理

（1）补偿滤过　头皮血管、侧位鼻部及咽部血管造影时，由于颅骨密度远大于软组织密度，软组织透亮度增加，甚至出现过饱和溢出效应，从而影响图像质量。因此在采集图像时，在头皮周边照射野内加入一些密度相对低的物质，或在鼻部和咽部使用球管前方的楔形光谱滤过器，使 X 线在被照射区衰减相对均匀，防止饱和伪影的产生。

（2）蒙片处理　DSA 图像的蒙片处理主要是为了应对注射时相错误或患者自主、不自主运动造成的减影错位所致的伪影，处理有以下两种方式。①更换掩模法：也叫两蒙片法，是把对比剂进入影像前的某一幅图像更换为新的蒙片，是 DSA 中最重要和常用的有效校正配准不良的后处理方法。②图像位移法：图像位移又称像素移动，除再蒙片外，像素移动是 DSA 中另一个最常使用消除移动伪影的技术，通过整体的像素位移、局部像素位移、像素拉伸位移的方法，消除运动伪影（图 4-2-2）。

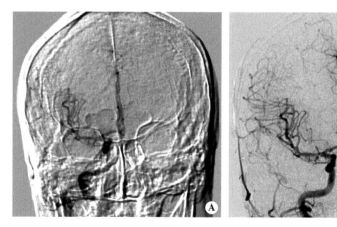

图 4-2-2 蒙片像素位移处理
A. 蒙片像素位移处理前；B. 蒙片像素位移处理后

（3）呼吸及吞咽伪影　头颈部 DSA 造影一般不需要屏气造影，但对于呼吸时头部有明显运动的患者，在采集图像时使患者屏气，防止因呼吸产生运动伪影。患者在造影过程中的吞咽运动也会产生运动伪影，术前需向患者说明，并在造影时提示患者不要做吞咽运动。

2. 三维图像处理

（1）三维旋转数字减影血管造影（3-dimensional rotational digital subtraction angiography，3D-DSA）技术　是利用血管造影机的 C 臂快速旋转对感兴趣区进行造影，再通过后处理工作站对血管造影的数据进行三维重建，获得三维血管图像的技术。它能提高动脉瘤的诊断准确性，特别是对瘤体形态、大小、瘤颈及与载瘤血管关系的显示优于 2D-DSA 和旋转 DSA，同时也可提高动脉瘤、动脉狭窄和动静脉畸形在治疗时的准确性、安全性，缩短手术时间，减少患者和操作者的 X 线辐射剂量。3D-DSA 的主要重建技术有以下几种。

1）最大密度投影（MIP）：重建图像时，图像中密度最大的像素被保留，并被投影到一个二维平面上，从而形成 MIP 重建图像，主要用于血管直径和动脉瘤直径测量，可精确显示血管之间的解剖关系，不会使微弹簧圈产生伪影。MIP 还可以显示动脉瘤微弹簧圈栓塞后形成的钢圈与血液的界面，确认栓塞的程度与效果。

2）表面阴影显示（SSD）：在 MIP 重建的基础上，设置适当的图像阈值而形成的立体感较强的图像，主要用于整体血管三维重建。选择适当的图像阈值，可以提高图像细节的显示。

3）容积再现技术（VRT）：是血管壁外的组织在一定程度上透明化，使血管表面与深部结构同时立体地显示，血管图像清晰、逼真。VRT 可以发现血管内壁上的硬化斑块及透视出血管壁上动脉瘤或其分支的开口。

4）仿真内镜（VE）：根据 3D 图像，选取病变血管，通过仿真内镜，可以观察血管腔内情况，显示动脉瘤瘤颈在载瘤动脉的开口，有无动脉瘤瘤腔内起源的正常动脉及某些动静脉瘘的瘘口。

5）虚拟支架植入术：对于颅内动脉瘤，尤其是宽颈动脉瘤，既要植入支架，同时又需要弹簧圈的栓塞，应用虚拟支架植入系统，除了可以显示支架植入后的情况，还可以利用工作站的处理，清晰显示瘤腔的大小，便于确定第一次微弹簧圈植入的大小（图 4-2-3）。

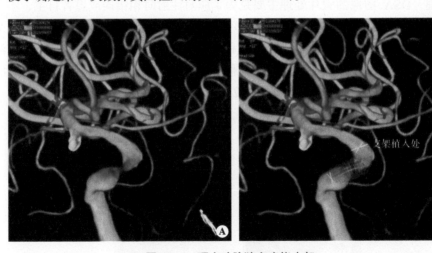

图 4-2-3　颈内动脉狭窄虚拟支架

A. 颈内动脉狭窄；B. 颈内动脉狭窄虚拟支架植入示意图

（2）3D 路径图功能　在旋转造影并 3D 重建后，根据介入手术需要，在工作站上选好最佳投照角度影像，进入实时 3D 模式，C 臂可自动旋转至相应的位置，在透视时 3D 图像作为路径图自动显示在屏幕上，在此路径图上进行实时操作；术中临时调整 C 臂角度时，屏幕也会自动匹配相对应的影像。3D 路径图既可引导微导管及导丝进入靶血管，又可以随机架运动而动态变化，为脑部血管病变的介入治疗提供方便（图 4-2-4）。

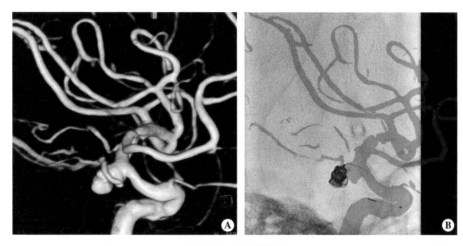

图 4-2-4　3D 路径图
A. 3D 图像；B. 实时 3D 路径图下栓塞动脉瘤

（3）C 臂 CT 技术　是平板探测器 DSA 与 CT 结合的产物。它们是利用 DSA 的 C 臂快速旋转进行容积采集，然后重建成像，一次旋转可获得多个层面的图像。该技术的图像采集与旋转血管造影基本类似，旋转角度一般大于 180°，图像采集过程中也可注射对比剂。所采集到的系列图像存放在存储单元中，在后处理工作站上由技术人员根据要求重建不同断面的 CT 图像。也可选择不同处理技术获得不同的三维图像，或获取去骨血管三维图像，或只有骨骼与血管的图像，或只有骨骼的图像，并可以任意角度观察，还有虚拟内镜、导航等诸多技术，使过去只能在 CT 上实现的许多功能，现在能在 DSA 成像设备上实现，又称类 CT 成像技术（图 4-2-5）。

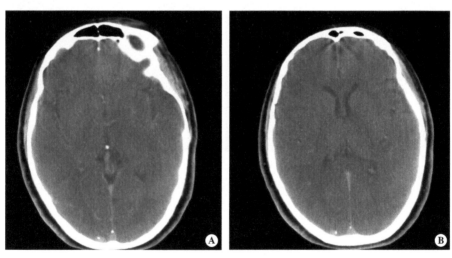

图 4-2-5　DSA-C 臂 CT 技术颅脑断层扫描图像
A. 正常 CT 图像；B. 正常脑室 CT 图像

由于平板探测器每个像素的面积很小，其空间分辨力优于 CT，但采集数据的信噪比差，密度分辨力又不及 CT 图像，而类 CT 影像可与 3D 血管图像相重叠，观察更直观。目前临床上颅脑介入应用较多，它可以观察栓塞效果，尤其是在脑动脉瘤栓塞中，可观察有无再次出血及显示微弹簧圈的位置、有无逸出动脉瘤腔等。该成像技术与导航技术结合应用，解决了介入治疗过程中需进行 CT 检查的不便。在脑血管介入治疗中，当动脉瘤再次出血、破裂等意外情况发生时，往往必须把患者送入 CT 室进行 CT 扫描来确定治疗情况，甚至中断治疗。而采用类 CT 功能，即时在 DSA 检查或治疗中进行 CT 扫描，可快速获得结果，既保证了手术的安全又为并发症治疗赢得了时间，降低了并发症对脑组织的损害，是脑血管病变的介入治疗必须具备的功能。

（4）3D 多容积重建及多模融合技术　可以将不同时期的 3D-DSA、CT 及 MRI 等不同类型的影像数据进行配准融合及三维重建，从而使得颅骨、脑肿瘤、正常脑组织、脑血管、神经等在同一图像中立体显示。该技术能显示颅内各结构间的空间毗邻关系，对脑肿瘤、脑血管手术方案的制订及入路选择具有更大意义，其中多模态融合导航可以自动融合获得畸形血管团立体构造与精确位置，以及供血动脉的来源、数量、位置和引流静脉的走向，从而提供更为精确的实时手术导航和即时手术效果评估（图 4-2-6）。

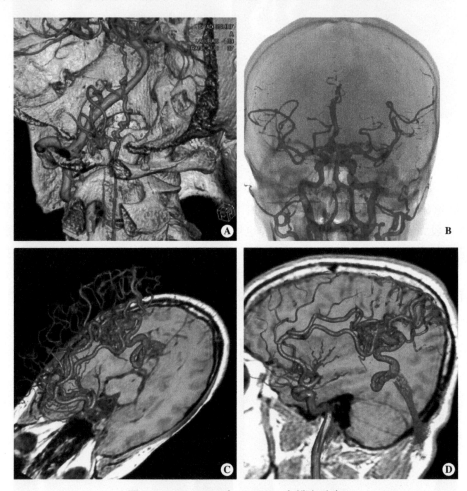

图 4-2-6　3D-DSA 与 CT/MRI 多模态融合

A. 椎动脉 3D-DSA 与 CT 融合；B. CTA 血管与 DSA 造影图融合；C. 颈内动脉 3D-DSA 与 MR 轴位的图像融合；D. 颈内动脉 3D-DSA 与 MR 矢状位的图像融合

三、相关病变的介入治疗

（一）颅内血管病变介入治疗

1. 颅内动脉瘤　是指脑动脉内腔的局限性异常扩大造成动脉壁的一种瘤状突出，是常见的脑血管疾病之一。绝大多数动脉瘤患者是由于颅内出血（如蛛网膜下腔出血）就诊，部分因动脉瘤瘤体过大产生压迫症状而就诊，或在其他神经影像学检查中偶然被发现而就诊。颅内动脉瘤未破裂时，可不出现蛛网膜下腔出血的临床症状。颅内动脉瘤破裂以蛛网膜下腔出血为主要临床症状，若不及时治疗可能危及生命。动脉瘤好发于血管的分叉部，以粗血管分叉处最多。动脉瘤的治疗以往以外科手术为主，采用阻断动脉瘤的血供，即开颅用动脉夹对动脉瘤进行夹闭，对人体的创伤和风险比较大。目前越来越多的动脉瘤都趋向介入的微创手术。这就要求在 DSA 的造影中，不但要准确显示动脉瘤的形态、大小、位置等，更重要的是要对瘤体与载瘤动脉的关系、瘤颈的大小进行测量与评估，以决定介入手术方案。对蛛网膜下腔出血者行 CTA、MRA 进行初步诊断，最后行 DSA 检查。DSA 检查时要进行多血管、多体位的造影，尤其对病变侧的血管要多角度造影，推荐进行旋转造影及三维重建，以便显示动脉瘤与周围血管的关系及瘤体的大小、形态（图 4-2-7）。

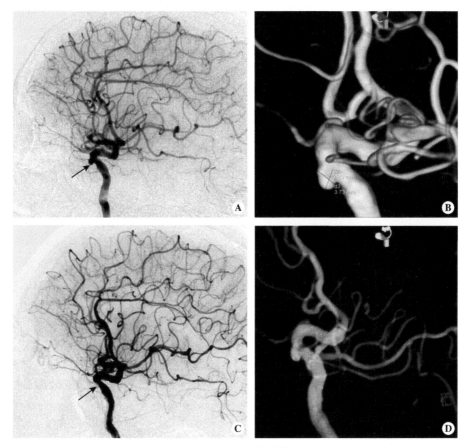

图 4-2-7　颈内动脉瘤栓塞
A. 颈内动脉瘤（箭头所示）切线位造影；B. 颈内动脉瘤三维重建与测量；C. 颈内动脉瘤（箭头所示）栓塞后造影；D. 栓塞后双容积三维重建

介入治疗的具体流程：①疑有颅内动脉瘤者先行 CTA 或 MRA 检查，既可进行预先诊断，也可以初步检查瘤体的位置、形态、大小及与载瘤动脉的关系。②全脑血管造影及 3D-DSA 重建：进一步确诊，确定治疗的方法。③栓塞治疗：在全身麻醉下根据动脉瘤的不同位置，将微导管超选择性地送入动脉瘤内，依据瘤体形态、大小，选用不同形态与大小的弹簧圈，通过手控的方式将弹簧圈送入动脉瘤内进行栓塞治疗。若为宽颈动脉瘤者，需要支架辅助技术。最后通过造影确认栓塞的程度与效果。

（1）前交通动脉瘤栓塞治疗　前交通动脉瘤在汤氏位上与大脑前动脉重叠，同时又是 A₁ 与 A₂ 的交界处，在侧位上与大脑中动脉重叠，通过正侧位或斜位及瓦氏位可以显示出来。根据瘤体的偏向采用不同的倾斜方向与角度，一般斜位角度不宜太大，约 15°。通过旋转造影并三维重建可显示动脉瘤与载瘤动脉的关系，选择最佳显示角度，依据瘤体的形态与大小选择合适大小的弹簧圈，进行动脉瘤的栓塞。栓塞后进行造影复查，评估栓塞的效果（图 4-2-8）。

（2）后交通动脉瘤栓塞治疗　颈内动脉-后交通动脉（IC-PC）动脉瘤，多数情况下侧位像是较好的观察角度。侧位像发现后交通动脉段及附近动脉瘤后，一定要在正位像上造影证实。绝大多数后交通动脉瘤在正位像时，动脉瘤体指向外侧。如果正位上动脉瘤朝向后方或者内侧面，则可能是垂体上动脉瘤或脉络膜前动脉瘤。在标准侧位上可显示后交通动脉瘤的颈部、后交通动脉分叉部及其他分支血管。若不能清晰显示，可采用侧位加头位或足位及其他投照角度进行造影。进行旋转造影及三维重建，可充分显示动脉瘤的瘤颈与载瘤动脉的关系。选择最佳投照角度，依据瘤体的形态与大小选择相应的弹簧圈，进行动脉瘤的栓塞。栓塞后进行造影复查，评估栓塞的效果（图 4-2-9）。

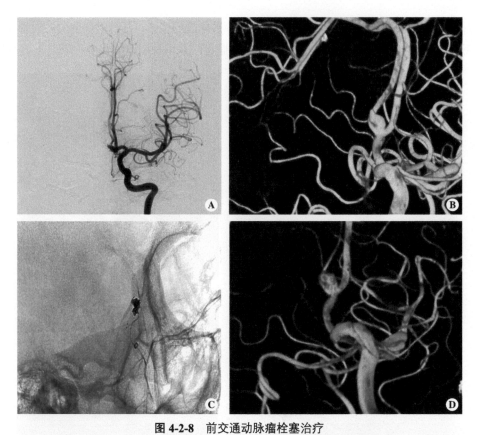

图 4-2-8 前交通动脉瘤栓塞治疗

A. 正位造影显示前交通动脉瘤；B. 前交通动脉瘤三维重建；C. 前交通动脉瘤术中栓塞；D. 栓塞后双容积三维重建

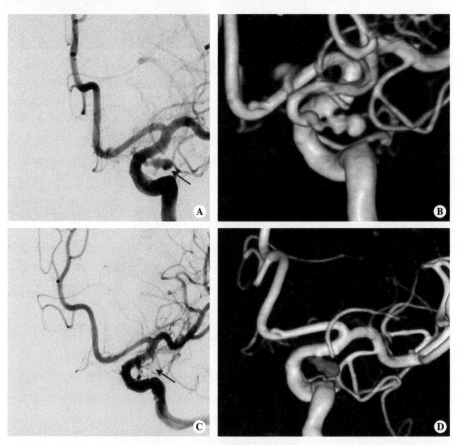

图 4-2-9 后交通动脉瘤栓塞治疗

A. 后交通动脉瘤（箭头所示）切线位造影；B. 后交通动脉瘤三维重建与测量；C. 后交通动脉瘤栓塞后造影；D. 栓塞后双容积三维重建

（3）大脑中动脉瘤栓塞治疗　一般位于大脑中动脉 M_1、M_2 分叉部，采用正位像可以显示出来，侧位像与大脑前动脉重叠，右或左前斜位更能显示瘤颈与载瘤动脉的关系。右（左）侧动脉瘤采用左（右）前斜位。由于大脑中动脉分叉部的动脉瘤在分叉血管处，血管容易相互重叠，不易显示瘤颈与载瘤动脉的关系，需进行多角度的投照。若使用旋转造影及三维重建，能明确地显示大脑中动脉及其末梢血管与动脉瘤的关系。选择最佳投照角度，可依据瘤体的形态、大小、瘤颈宽窄及载瘤血管的关系，选择合适大小的弹簧圈进行动脉瘤的栓塞。栓塞一定程度后进行造影，评估弹簧圈对载瘤动脉的影响。栓塞后可进行造影复查（图 4-2-10）。

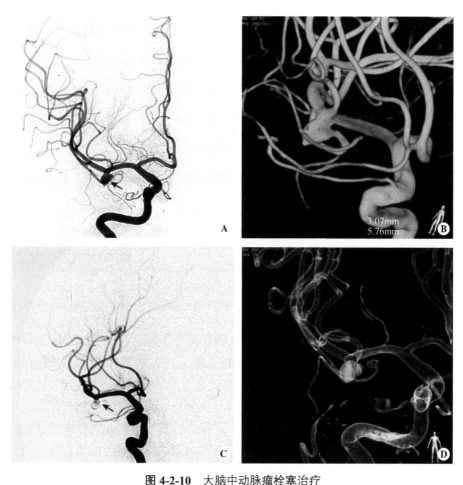

图 4-2-10　大脑中动脉瘤栓塞治疗
A. 大脑中动脉瘤（箭头所示）切线位造影；B. 大脑中动脉瘤三维重建与测量；C. 大脑中动脉瘤（箭头所示）栓塞后造影；
D. 栓塞后双容积三维重建

（4）基底动脉瘤栓塞治疗　基底动脉瘤大多数发生在基底动脉前端交叉的部位，采用汤氏位可以观察到瘤体的形态，但要观察到瘤颈与载瘤动脉的关系，则需要采用汤氏位加左右斜位（角度 10°~15°）。有时采用标准头颅正位也可较好显示瘤体的形态。依据瘤体的形态与大小选择合适大小的弹簧圈，选择最佳投照角度进行动脉瘤的栓塞。该部位的瘤体与载瘤动脉位置关系复杂多变，技术难度较大，必要时需要辅助 1 枚或 2 枚支架。栓塞后进行造影复查（图 4-2-11）。

2. 脑动静脉畸形的介入治疗　脑动静脉畸形是一种先天性、局限性的脑血管发育异常，是脑血管畸形的常见类型，占 90% 以上。畸形团内因含有发育不成熟的静脉和动脉，动静脉之间没有毛细血管，从而形成了动-静脉之间不同程度的直接交通短路，产生了一系列脑血流动力学上的改变。临床上可表现为反复的颅内出血，部分性或全身性抽搐发作，短暂脑缺血发作及进行性神经功能障碍等。

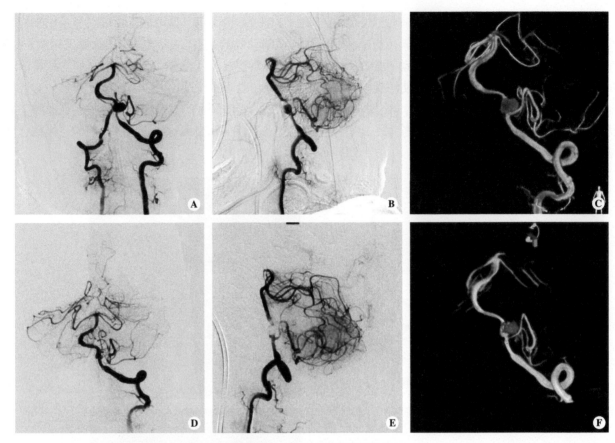

图 4-2-11　基底动脉瘤栓塞治疗
A. 正位造影；B. 侧位造影；C. 基底动脉瘤三维重建与测量；D. 栓塞后正位造影；E. 栓塞后侧位造影；F. 栓塞后双容积三维重建

　　动静脉畸形在 DSA 检查时，动脉与静脉的直接吻合易于发现，在血管造影图上可以看到异常的血管团、扩张的静脉。为了明确畸形血管与周围血管的关系，DSA 检查时应分别进行颈内、颈外动脉造影和椎动脉造影。每次造影必须充分显示静脉的回流情况，以掌握畸形血管多支供血及多支分流情况，有利于介入治疗。摄影体位用颈动脉、椎动脉的常规造影体位，颅后窝处的病变追加头颅前后位。造影的关键是采用高速的 DSA 造影程序，使动脉早期的图像显示清晰，同时要观察动脉期、实质期及静脉期，尤其注意动静脉的交界处的畸形静脉走向，分支血管流向。也要对非畸形侧血管进行造影，观察畸形静脉的侧支情况，为介入治疗提供可靠的依据。

　　栓塞治疗的步骤：在全身麻醉下根据不同位置的畸形团，将微导管超选择性地送入供血动脉，通过造影确认无误后再注入栓塞剂（现在多用生物胶），将畸形血管栓塞。大多数情况下，需要进行多支畸形血管供血动脉的栓塞，最后通过造影确认栓塞的程度与效果（图 4-2-12）。

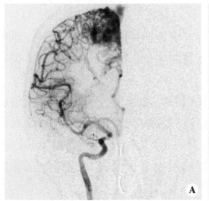
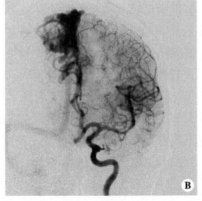
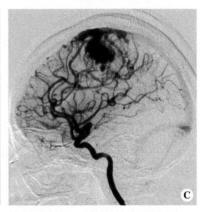

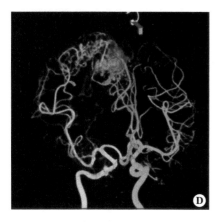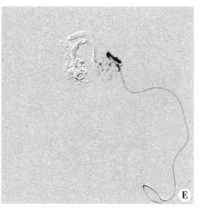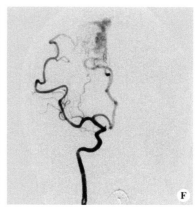

图 4-2-12 动静脉畸形的栓塞治疗

A. 正位造影（右侧血供）；B. 正位造影（左侧血供）；C. 侧位造影（左侧血供）；D. 两侧供血双容积重建；E. 注入栓塞剂；F. 栓塞后造影

3. 硬脑膜动静脉瘘的介入治疗 硬脑膜动静脉瘘是海绵窦、横窦、乙状窦等硬膜窦及其附近动静脉间的异常交通，为颅内外供血动脉与颅内静脉窦的沟通，可发生于硬脑膜的任何部位，以横窦、乙状窦区最为常见，多见于成年人。与脑动静脉畸形不同，硬脑膜动静脉瘘只有动脉与静脉之间的直接交通，而没有畸形血管团。硬脑膜动静脉瘘的供血动脉为颈内动脉、颈外动脉或椎动脉的脑膜支，血液分流进入静脉窦。动脉血液直接流入静脉窦，导致静脉窦内血液动脉化及静脉窦内压力增高，从而使脑静脉出现回流障碍甚至逆流，患者表现为头痛、搏动性耳鸣、血管破裂出血，亦可有颅内压增高、脑代谢障碍的表现等。进行 DSA 检查时，需要对颈外动脉、颈内动脉分别进行造影，必要时进行超选择性造影，明确主要的供血动脉及回流静脉。

介入治疗的步骤：根据 DSA 高采集帧率造影检查情况，确认瘘口的位置，既可经动脉途径栓塞，也可经静脉途径栓塞。经动脉途径栓塞是经股动脉穿刺插管，使导管进入供血动脉的主干，再超选择性插管，把微导管插至供血动脉远端近瘘口处进行栓塞。经静脉途径栓塞是经股静脉或颈静脉、经眼上静脉和术中穿刺静脉窦或引流静脉三种栓塞方法。注射时采用"三明治"技术注射，即先在导管中注满5%葡萄糖溶液，再用 1ml 注射器抽取 0.9ml 5%葡萄糖溶液和 0.1ml 的 α-氰基丙烯酸异丁酯，使栓塞剂夹在 5%葡萄糖溶液中注入畸形团，防止栓塞剂在导管内凝固。注射完毕后应尽快撤出导管，防止导管被粘住难以拔出。目前最新的液体栓塞剂 Onyx 胶，具有容易弥散、不粘导管、允许反流等优势，是硬脑膜动静脉瘘的首选栓塞治疗材料。每次栓塞完毕再行造影复查，评估栓塞的程度与效果（图 4-2-13）。

4. 颈内动脉海绵窦瘘的介入治疗 颈内动脉海绵窦瘘（carotid-cavernous fistula，CCF）是一种特殊类型的动静脉瘘，包含了颈内动脉或颈外动脉与海绵窦之间的直接或间接的连接。这种病变可表现为球结膜水肿、眼球突出、眼眶青紫、视力减退、头痛、鼻出血，以及脑神经麻痹症状，大致将 CCF 分为直接型和间接型两种类型。直接型 CCF 是颈内动脉海绵窦段的血管壁上有一个破口直接与海绵窦相通，这种情况可能由外伤、颈内动脉海绵窦段动脉瘤破裂或颈内动脉壁先天薄弱造成。间接型 CCF 指颈内动脉或颈外动脉发出的硬脑膜分支（或者两者都有）与海绵窦之间形成了动静脉短路。这种病变一般是特发性的，虽然有时候这种病变会自己消失或通过按压颈动脉消失，但大多数情况下都是通过介入方式治疗的。对于直接型 CCF，可经动脉栓塞；对于间接型 CCF，常需要经静脉入路，也就是通过岩下窦、眼上静脉，或者直接穿刺，达到栓塞治疗目的。DSA 检查需要对颈内、外动脉进行选择性血管造影，DSA 造影的关键是显示动脉早期、静脉瘘口及静脉回流的影像。造影时采用常规对比剂的用量，显影效果较差，因颈内动脉直接与海绵窦连接，对比剂进不了颈内动脉的分支，产生"偷流现象"。为了使颈内动脉的分支血管也能显示，对比剂用量要比常规量大，其造影参数为：对比剂流速 8～10ml/s，总量 10～12ml，压力极限 200～300PSI。

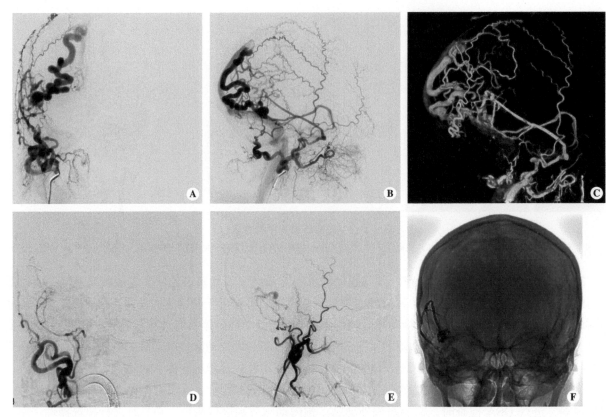

图 4-2-13 硬脑膜动静脉瘘栓塞治疗

A. 硬脑膜动静脉瘘正位造影；B. 硬脑膜动静脉瘘侧位造影；C. 治疗前三维重建；D. 栓塞后正位造影；E. 栓塞后侧位造影；F. 栓塞后摄片

　　介入治疗的步骤：根据 DSA 检查情况，确认瘘口的位置和大小。早期采用球囊堵塞瘘口，将球囊装在导管前端，扭动导管使球囊进入颈内动脉的瘘孔，插入海绵静脉窦内，当球囊进入海绵静脉之后使之膨胀、堵住瘘孔，同时进行颈内动脉造影，确认瘘孔被堵塞后，则释放球囊，再复查造影确认治疗效果。目前多数使用弹簧圈进行瘘口的栓塞，微导管进入瘘口尽可能远的位置，选择较大的弹簧圈释放，由远端至近端依次释放弹簧圈，直至填塞整条瘘管，其间不断做颈内动脉造影评估栓塞效果（图 4-2-14 ）。

　　5. 脑血管狭窄的介入治疗　由于动脉硬化形成斑块，脑部血管管腔变小，脑部供血不足，产生一系列临床症状。这种狭窄常发生在脑部较大的动脉内，颅外段以颈内动脉起始处和椎动脉开口处最为多见，颅内动脉则以大脑中动脉的 M_1 段和大脑前动脉的 A_1 段多见，较小血管的狭窄在 DSA 检查中一般难以显示。DSA 造影的关键是注意观察动脉壁的不规整、狭窄、闭塞情况，采集其动脉期及静脉期的影像，测量狭窄血管的长度、狭窄的程度，放大造影有利于血管相关数据的测量。对于偏心性狭窄，采用旋转造影及三维重建有利于全面显示病变。

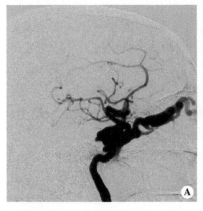
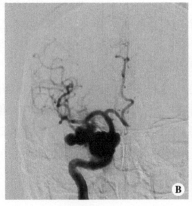
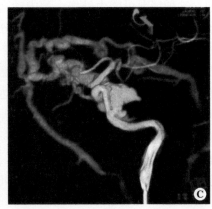

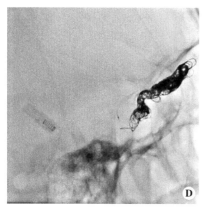
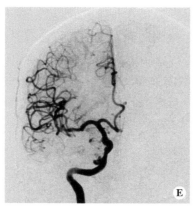
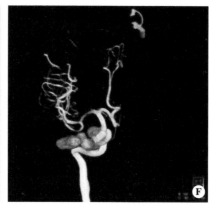

图 4-2-14　颈内动脉海绵窦瘘栓塞治疗

A. 海绵窦正位造影；B. 海绵窦侧位造影；C. 栓塞前三维重建；D. 栓塞后正位造影；E. 栓塞后侧位造影；F. 栓塞后双容积三维重建

介入治疗的步骤：通过造影确认狭窄血管，测量狭窄长度、狭窄比率、血管直径，选择合适大小的球囊、支架。将导管超选择性地送入病变血管，再将球囊扩张式支架或自膨胀式支架送入病变部位，通过造影确认释放位置正确无误后，方能打开球囊及释放支架。释放完成须通过造影评估支架释放位置及血管再通的程度。必要时可在支架植入前，对狭窄处进行球囊预扩，一般不推荐后扩（图 4-2-15）。

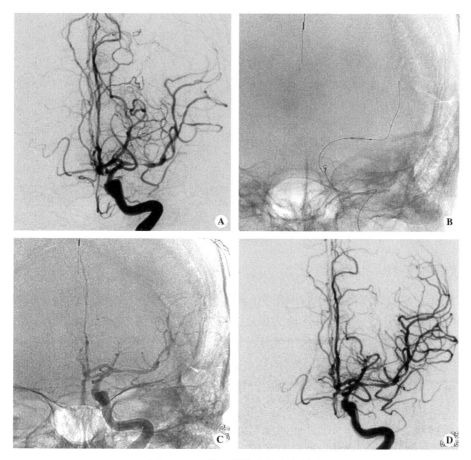

图 4-2-15　脑血管狭窄的介入治疗

A. 大脑中动脉狭窄；B. 狭窄段球囊扩张；C. 狭窄段支架植入；D. 直接植入正位造影

（二）颅内肿瘤病变的介入治疗

对颅脑肿瘤进行 DSA 检查时，必须对颈内动脉、颈外动脉和椎动脉分别造影，颈内动脉、椎动脉通常取常规体位。但颅后窝有肿瘤时，需颈外动脉正位造影，采用与椎动脉正位（Towne 摄影）同样体位，更能将病变部位显示出来。根据肿瘤发生的部位，有时候也需要行椎动脉造影，以患侧造影为宜，但颅后窝内有肿瘤时，需进行双侧造影。由于 CT、MRI 对颅内肿瘤的诊断有较大的价值，DSA 的检查具有创伤性，目前对于颅内肿瘤的诊断与治疗，介入手段相对较少，关于对比剂注入条件，若非特殊的狭窄及闭塞，采用常规的条件注入。为了使肿瘤染色明显，可增加对比剂的总量，减少流速（图 4-2-16）。

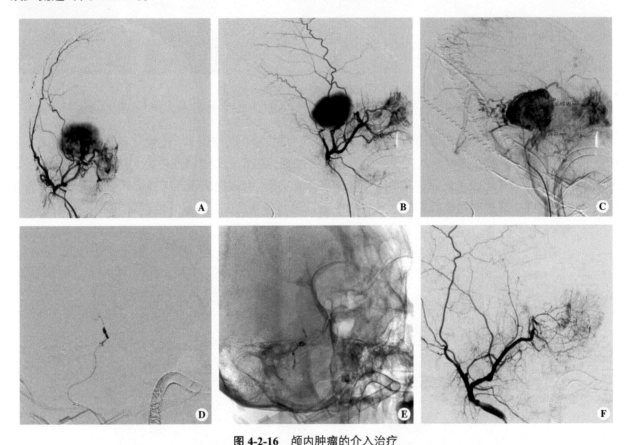

图 4-2-16　颅内肿瘤的介入治疗
A. 脑膜瘤正位造影；B. 脑膜瘤侧位造影；C. 测量数据；D. 术中栓塞；E. 栓塞后摄片；F. 栓塞后颈外动脉造影

（三）其他病变的介入治疗

1. 鼻部、颈部出血的介入治疗　鼻出血可由鼻部外伤或疾病引起，也可由全身疾病引起，主要表现为血液从鼻孔流出。鼻出血量多时，又称为鼻洪或鼻大出血。经保守治疗效果不佳者可采用介入栓塞治疗，即经皮股动脉穿刺导管插入靶血管，使用栓塞物质对靶血管进行栓塞，达到止血的治疗目的。颈部放疗术后损伤血管，也可能造成对应血管的出血，小血管采用栓塞的方式止血，颈内动脉等大的血管破裂采用覆膜支架隔绝出血，或经过压颈造影证明侧支良好后，可采用栓塞材料栓塞出血部位及两端的方式（图 4-2-17）。

2. 颈部血管狭窄的介入治疗　颈部动脉狭窄或动脉粥样硬化斑块形成是引起颅内缺血症状发生的原因之一。最常见的部位是颈动脉分叉处（颈内、外动脉分叉处），同时其他部位的动脉也可出现狭窄或粥样硬化斑块形成，包括各颅内血管开口如椎动脉开口、颈动脉开口、锁骨下动脉干、颈总动脉干-颈内动脉干等。因此，对于缺血性脑血管疾病的诊断性血管造影应该从主动脉弓开始，进行分级血管造影。介入治疗方法与颅内血管狭窄类似，采用球囊扩张及血管内支架成形术治疗，对于颈总动脉干-颈内动脉干的支架植入，还需要辅助血栓保护伞，以防止手术过程中血栓脱落至颅内（图 4-2-18）。

3. 缺血性脑卒中的介入治疗 缺血性脑卒中是指由于脑的供血动脉（颈动脉和椎动脉）狭窄或闭塞、脑供血不足导致的脑组织坏死的总称。有四种类型的脑缺血：短暂性脑缺血发作（TIA）、可逆性缺血性脑疾病（RIND）、进展性卒中（SIE）、完全性卒中（CS）。TIA 无脑梗死存在，而 RIND、SIE 和 CS 有不同程度的脑梗死存在。急性缺血性脑卒中是各种原因导致的脑组织血液供应障碍，并由此产生缺血缺氧性坏死，进而出现神经功能障碍的一组临床综合征，是最常见的脑卒中类型，占脑卒中的 69.6%～70.8%，是目前国家卫生健康委员会脑卒中防治工程委员会正在推进的卒中中心建设的主要救治内容。患者主要表现为局灶性神经功能缺损症状或体征，如失语、偏瘫、感觉障碍、共济失调等，也可有头痛、呕吐、昏迷等全脑症状。

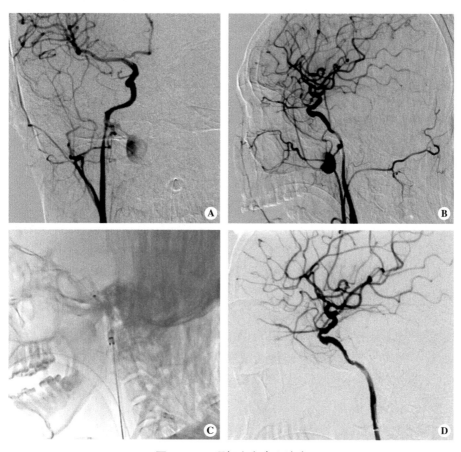

图 4-2-17　颈部出血介入治疗

A. 正位造影显示颈内动脉出血；B. 侧位造影显示出血部位及假性动脉瘤体；C. 出血处覆膜支架植入；D. 覆膜支架植入后造影显示出血消失

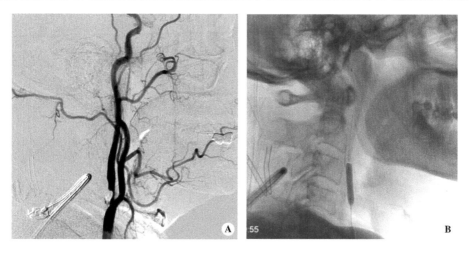

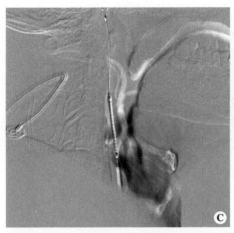
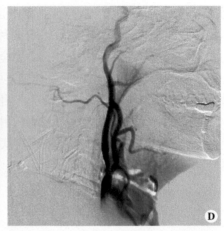

图 4-2-18　颈部血管狭窄的介入治疗
A. 颈总侧位造影显示颈内动脉狭窄；B. 植入远段血栓保护装置及球囊预扩张；C. 支架定位置放；D. 支架植入后造影

　　对于缺血性疾病的血管造影诊断应该进行从主动脉弓上至颅内的分级血管造影方法，对于急性缺血性脑卒中，为第一时间判别栓塞的血管，也可采用正位造影，观察从主动脉弓到颅内的全程影像，以迅速判断病变血管。缺血性脑卒中血管闭塞部位可以是颈总动脉、颈内动脉、椎动脉等位于颅外的动脉，也可以是大脑前动脉、大脑中动脉、基底动脉及相关分支的颅内血管。缺血性脑卒中发生 4.5 小时内，CT 扫描无出血，应第一时间静脉溶栓，神经功能缺损评分大于等于 6 分，考虑大血管闭塞，建议静脉溶栓桥接介入血管内治疗；发生 4.5～6.0 小时以内且考虑颅脑大血管闭塞时，推荐直接介入取栓；脑卒中发生 6～24 小时，经过 CTA、CT 灌注成像（CTP）检查，确认 CTP 灌注缺损（T_{max}＞6 秒）与缺血核心体积（rCBF＜30%）之间出现不匹配区，即存在缺血半暗带，应该考虑介入取栓。

　　急性缺血性脑卒中的介入治疗一般采用动脉内取栓术，通过穿刺插管，将导管插入被堵塞的血管内，运用抽吸导管抽吸血栓；或在堵塞血管里置放取栓支架，打开支架，使血栓进入支架内，抽出支架，带出血栓；支架反复拖拽血管可能造成血管壁的损伤，也会使术后出血风险增加，一般支架取栓次数不超过 3 次为宜。对于因动脉狭窄发生的急性脑卒中，可以考虑植入支架，以维持血管的通畅（图 4-2-19）。

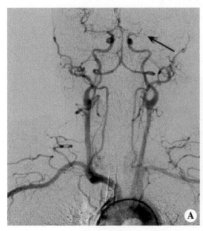
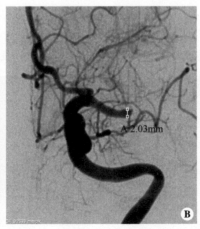
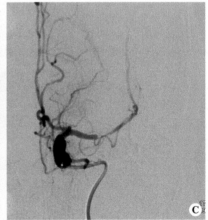

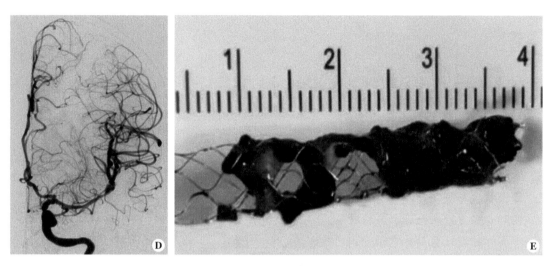

图 4-2-19　取栓介入治疗

A. 主动脉弓-颅内全程造影显示左侧大脑中动脉缺如；B. 选择性左颈内动脉造影确认大脑中动脉闭塞；C. 取栓支架取栓过程；D. 术后大脑中
动脉再通；E. 取栓支架取出血栓

（朱栋梁）

第**5**章
心脏与冠状动脉的介入诊疗技术

第1节　心脏与冠状动脉血管解剖

一、心　脏　解　剖

　　心脏为血液流动提供动力，使血液运行至人体各处，是血液循环系统的"动力泵"。

　　人体的心脏位于胸腔中部偏左下方，膈之上，两肺之间，为一倒置的圆锥体，外形像桃子。心尖朝向左前下方，心底朝向右后上方，心脏长轴与正中矢状面成45°，心胸比例为45%～50%。

　　心脏主要由心肌构成，房间隔、室间隔和房室瓣把心脏分成四个心腔，即左、右心房和左、右心室。左、右心房之间和左、右心室之间互不相通，心房与心室之间隔有房室瓣，使血液从心房流入心室，避免倒流。

　　右心房突向左前方的部分，称右心耳。右心房的三个入口是上腔静脉口、下腔静脉口和冠状窦口。右心室在心脏最前部，入口是右房室口，周缘附有三尖瓣，出口是肺动脉口，附有肺动脉瓣。左心房有四个入口和一个出口，入口为肺静脉口，出口是左房室口，通向左心室。左心房前部突向右前方的部分称左心耳。左心室的入口为左房室口，附有二尖瓣，出口为主动脉口，附有主动脉瓣（图5-1-1）。

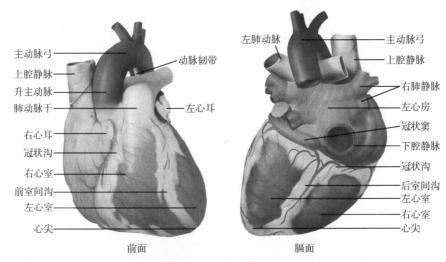

图5-1-1　心脏的形态结构

心脏一般稍大于本人拳头，是中空的肌性器官。前面大部分被肺和胸膜遮盖，小部分与胸骨体下部和左侧肋软骨相邻贴。后面与食管及胸主动脉相邻，下方紧贴膈的中心腱，两侧与纵隔胸膜相接触。

心脏通常被分为心尖、心底、胸肋面、膈面、左面、右面、上缘、下缘、左缘、右缘和冠状沟、前室间沟、后室间沟、房间沟。

心尖呈钝圆形，朝向左前下方，由左心室构成，可以在左侧第 5 肋间隙距离锁骨中线内侧 1～2cm处触摸到心尖的搏动。心底朝向右后上方，略呈方形，由左心房和少部分的右心房构成，与大的血管相连。前面朝向胸骨和肋软骨的面称为胸肋面。下面与膈的中心腱相邻，称为膈面。左面朝向左后上方，由左心室的钝缘构成。右面是一个圆形的隆起面，由右心房构成。

心的上缘由心房的上缘构成，前方是升主动脉和肺动脉干，上腔静脉注入右心房。心的下缘也称为心锐缘，从心的右缘下界到心尖处，薄而锐利，大部分由右心室构成。左缘主要由左心室构成，在胸肋面和左面之间。心的右缘由右心房形成，侧面轻度凸向右侧。

心的表面有一条环形的沟称为冠状沟，又称为房室沟，冠状沟是心房和心室的表面分界线，呈冠状位，内含冠状动脉的主干。心脏的胸肋面和膈面各有一条从冠状沟向心尖稍微偏右的前室间沟和后室间沟，是左、右心室的表面分界标志，沟内有供应心壁的血管，并被脂肪填充。房间沟是位于心底后面的纵向浅沟，是左、右心房在心表面的分界标志。

左心内的动脉血和右心内的静脉血由间隔进行分隔。房间隔分隔左、右心房，较薄。室间隔分隔左、右心室，可分为肌部和膜部两部分。房室隔位于右心房和左心室之间。

心的传导系统是由特殊分化的心肌细胞构成的，它产生并维持心脏正常的节律，保证心房和心室的收缩和舒张的协调。心的传导系统包括窦房结、房室结和房室束（希氏束）等。窦房结位于上腔静脉口附近的右心房壁上，是心脏起搏点，能够自主地发放电信号，控制心脏的收缩和舒张。窦房结发放的电信号会经过心房肌传导，使心房收缩，将血液推入心室。然后电信号会到达房室结，房室结位于右心房和右心室之间的隔膜上，它会延迟一段时间，以确保心房完全收缩后再将电信号传递给心室。最后，电信号会通过房室束和束支系统传导到心室肌细胞，使心室收缩，将血液推出心脏，进入全身循环。

除了心肌组织，心脏还包括血管系统。主要的血管有冠状动脉和冠状静脉。冠状动脉是心脏自身供血的主要血管，它分为左冠状动脉和右冠状动脉。左冠状动脉分为前降支和回旋支，供应左心室和左心房。右冠状动脉供应右心室和右心房。冠状静脉则是将心脏内的废弃物和二氧化碳排出，它们汇集成冠状静脉窦，最后注入右心房。

总之，心脏是一个复杂的器官，通过心脏的收缩和舒张，血液被推送到全身各个组织和器官，以供应氧气和营养物质。心脏的解剖结构和传导系统对于维持身体的正常生理功能至关重要。

二、冠状动脉解剖

冠状动脉是供给心脏血液的动脉，冠状动脉主干及其大分支主要在心脏表面的室间沟和房间沟内行走。前降支一般在前室间沟走行，后降支在后室间沟走行，形成一个袢，回旋支及右冠状动脉都是在左右房室沟间走行，围成一个环，与室间沟大致垂直。

主动脉根部与三个半月瓣相对应，三个半月球状膨大部称为主动脉窦，分别是左冠窦、右冠窦和无冠窦。多数情况下，左冠状动脉口位于主动脉的左侧壁或稍偏后处，右冠状动脉开口位于主动脉的右前壁（图 5-1-2）。

（一）左冠状动脉

左冠状动脉开口于左冠窦侧壁内面的 1/3 处，主要供应左半心，左冠状动脉的主干位于肺动脉起始部和左心耳之间，长 0.5～3.0cm，管径 0.4～0.7cm。

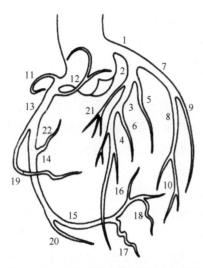

图 5-1-2 冠状动脉血管树解剖示意图

1. 左主干；2. 前降支近段；3. 前降支中段；4. 前降支远段；5. 第一对角支；6. 第二对角支；7. 回旋支近段；8. 回旋支远段；9. 钝缘支；10. 后降支；11. 窦房结动脉；12. 圆锥支；13. 右冠状动脉近段；14. 右冠状动脉中段；15. 右冠状动脉远段；16. 房室结动脉；17. 后降支；18. 左心室支；19. 右心室支；20. 锐缘支；21. 室间隔支；22. 左心房支

左主干分为前降支和回旋支（图 5-1-3），前降支是左主干的直接延续，在前室间沟内走行，其末端可绕过心尖至后室间沟。供应左、右心室壁的一部分和室间隔的前上 2/3。其主要分支为前室间隔支、对角支和右室支：为前降支向右侧发出的数个相互平行而细小的分支，供应前室间隔附近的右心室部分。回旋支是左冠状动脉主干发出后，在左房室沟向后绕行，供应左心室外侧壁，左心房壁和右心室的一部分前壁和下壁。主要分支为心室支和心房支。

（二）右冠状动脉

右冠状动脉开口于右冠状窦，主要为右心室和心脏的膈面供血。其主干在肺动脉起始部和右心耳之间进入冠状沟，然后向右下行走，绕右心缘至心脏的膈面，沿冠状沟向左，到达房室交点（图 5-1-4）。右冠状动脉主要分支为右圆锥支、右心室支、后降支、左心室后支、房室结支、心房支。

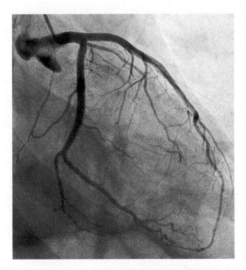

图 5-1-3 正常左冠状动脉造影图

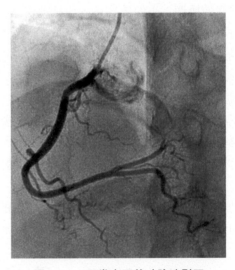

图 5-1-4 正常右冠状动脉造影图

（三）冠状动脉的分布类型

1. 右优势型 右冠状动脉较长，超过心脏膈面的房室交点供应到左心，而左冠状动脉回旋支较细短。

2. 左优势型 左冠状动脉较粗长，其回旋支超过房室交点而供应到右心。

3. 均衡型 左右冠状动脉粗细相仿，均止于房室交点。

冠状动脉的分布类型中约 85% 为右优势型，约 8% 为左优势型，约 7% 为均衡型分布。

第 2 节 心脏与冠状动脉病变的介入治疗

心脏与冠状动脉的介入治疗包括冠状动脉的介入治疗（冠状动脉造影、经皮冠状动脉腔内成形术等），结构性心脏病的介入治疗（房间隔缺损封堵术、室间隔缺损封堵术、动脉导管未闭封堵术、其他类型先天性心脏病的介入治疗等）、心律失常的导管消融术（房颤射频消融、室上性心动过速射频消融等）和心脏起搏器植入术等。

一、目的与适应证

1. 评价心脏及相关解剖结构，评估心脏功能。

2. 诊断大动脉疾病、大动脉瓣及周边组织有无异常。

3. 冠心病的介入诊疗，评估冠状动脉病变的情况，确定病变的位置、形态、程度和范围，制订治疗术式。冠状动脉腔内成形术（激光、旋切、旋磨、经皮冠状动脉腔内成形术等）。

4. 急性冠脉综合征的介入诊疗，包括发病 6 小时内的急性心肌梗死者、发病在 6 小时以上仍有持续性胸痛者、急性心肌梗死并发心源性休克经内科治疗病情仍无法控制者、梗死后心绞痛者。

5. 结构性心脏病的介入诊疗，包括房间隔缺损、室间隔缺损、动脉导管未闭、卵圆孔未闭、二尖瓣球囊成形术、左心耳封堵术、三尖瓣闭锁、肺动脉瓣膜狭窄等。

6. 心律失常的导管消融，包括房室旁路、房室结折返性心动过速、房性快速心律失常、室性快速心律失常、房颤的射频消融术等。

7. 心脏起搏器植入术。

二、造 影 技 术

（一）造影体位

数字平板血管造影机（DSA）体位设计的角度通常是指平板探测器向头位或足位的角度及左、右前斜位的角度。

1. 常用心脏造影体位

（1）左前斜长轴斜位　平板探测器向头侧倾斜（CRA）20°～30°，向左侧倾斜（LAO）60°。左前斜长轴斜位显示主动脉和肺动脉、室间隔前半部、二尖瓣环切线位、左心室流出道、肺动脉主干及左下肺动脉延续部等。适用于室间隔缺损、法洛四联症等疾病诊疗的选择性心室造影。

（2）四腔位　探测器向头侧倾斜（CRA）20°～30°，同时向左侧倾斜（LAO）45°。四腔位显示房间隔和室间隔的切线位，适用于房室通道型室间隔缺损（如心内膜垫缺损）、二尖瓣选择性左心室造影、三尖瓣选择性右心房造影、三尖瓣关闭不全、单心室或右心室双出口的选择性右心室造影。

（3）延长右前斜位　探测器向头侧倾斜（CRA）20°～30°，向右侧倾斜（RAO）30°，延长右前斜位可以显示右心室流出道、肺动脉瓣、肺动脉主干及其右侧分支等。适用于法洛四联症、右心室双出口或单心室等疾病的右心室或肺动脉造影。

（4）半坐位（肺动脉轴位）　探测器向头侧倾斜（CRA）45°。半坐位显示肺动脉瓣、主干、分叉及左右肺动脉分支。适用于肺动脉狭窄、异位肺动脉等疾病的右心室、肺动脉造影，或假性动脉干及主、肺动脉间隔缺损时的主动脉造影等。

（5）侧位　平板探测器在患者左侧（LAO）90°，此位置显示肺动脉瓣及瓣上、肺动脉主干等。用于肺动脉瓣狭窄、动脉导管未闭等疾病的右心室、主动脉弓造影。

（6）正位　探测器在零度位置（AP 位），此位置显示房间隔缺损、三尖瓣下移畸形、三尖瓣闭锁等。

（7）右前斜位　探测器向右侧倾斜（RAO）30°～45°，用于观察到二尖瓣反流、左心室射血分数

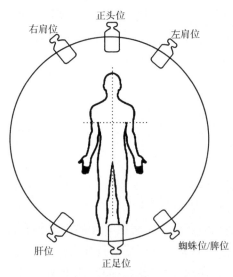

图 5-2-1 左冠状动脉造影常用体位示意图

（LVEF）等。

（8）复合倾斜角度体位设计选择 如先天性心脏病（先心病）造影，应根据解剖情况调整造影角度以显示相应病变，也可适当考虑选用二维或三维旋转造影技术。

2. 常用冠状动脉造影体位

（1）左冠状动脉造影常用体位（图5-2-1）

1）右肩位（右前斜+头位）：探测器向右侧倾斜（RAO）30°～50°，向头侧倾斜（CRA）15°～30°。显示左主干及左前降支中、远段影像。

2）肝位（右前斜+足位）：探测器向右侧倾斜（RAO）30°～50°，向足侧倾斜（CAU）15°～30°。显示左主干、前降支和回旋支。

3）左肩位（左前斜+头位）：探测器向左侧倾斜（LAO）20°～45°，向头侧倾斜（CRA）20°～30°，显示前降支与回旋支夹角、分支走向及其中、远段。

4）蜘蛛位（左前斜+足位）：探测器向左侧倾斜（LAO）45°～60°，向足侧倾斜（CAU）15°～30°，显示左主干、中间支、前降支及回旋支分叉部及其各支近段。

5）头位：探测器向头侧倾斜（CRA）30°～45°，显示前降支（近、中、远段）、间隔支、对角支。

6）正足位：探测器向足侧倾斜（CAU）20°～35°，显示左主干、前降支近段、回旋支（近、中、远段）、钝缘支。

（2）右冠状动脉造影常用体位

1）向左侧倾斜（LAO）30°～50°：右冠状动脉造影插管体位，又作为摄影体位。显示右冠状动脉开口、近段和中段。

2）向右侧倾斜（RAO）30°～45°：右冠状动脉常呈L形显示，分布于房、室两侧的分支易于区分。

3）向头侧倾斜（CRA）15°～30°：常作为左、右前斜位的补充造影体位，展开后降支和左室后支。

（二）造影操作和对比剂参数

1. 右心房、右心室、肺动脉造影 常规股静脉穿刺，选用适合的造影导管至目标位置行选择性造影。

2. 左心房造影 常规股静脉穿刺，将造影导管置于右心室或肺动脉主干进行选择性造影，或通过房间隔穿刺将导管送入左心房进行选择性造影。

3. 左心室造影 选择股动脉或桡动脉穿刺，猪尾巴导管植入左心室进行选择性造影。

4. 冠状动脉造影 选择桡动脉或股动脉穿刺，将冠状动脉造影导管分别选择性插入左、右冠状动脉开口行冠状动脉造影。

5. 对比剂参数 临床上通常选择浓度为300～370mg/ml非离子型对比剂，常用造影参数见表5-2-1。

表5-2-1 常用心脏及冠状动脉造影对比剂碘注射参数

造影部位（成年人）	注射总量（ml）	注射流速（ml/s）	压力极限（PSI）
主动脉	25～40	15～25	800～1200
左心室	25～35	15～20	800～1100
左、右心房	20～25	10～12	800～1000
右心室	15～35	12～20	800～1000
左冠状动脉	5～7	手推	手推
右冠状动脉	4～6	手推	手推

三、相关病变的介入治疗

（一）冠心病的介入治疗

自 1977 年经皮冠状动脉腔内成形术（PTCA）首次开展以来，经皮冠状动脉介入治疗（PCI）迅速发展，已成为治疗冠心病的重要手段。以临床需求为导向的介入心脏病学在介入放射学的发展中起到了重要的作用。

1. 经皮冠状动脉腔内成形术　可以有效挤压血管内的斑块。常规术式是采用股动脉途径或桡动脉途径穿刺后行冠状动脉造影，导丝通过血管病变狭窄段后，送至病变血管远端，将球囊导管沿导丝送至狭窄处，根据病变的特点用适当的压力和扩张时间进行扩张，解除狭窄后复查血管造影，确保血管成形良好后结束治疗。

单纯球囊扩张术出现急性闭塞（发生率 3%～5%）和再狭窄率高（发生率 25%～50%），有一定的局限性。药物洗脱球囊在扩张局部释放抗增生药物，药物扩散至血管壁，降低再狭窄的发生率。

2. 经皮冠状动脉支架植入术　是指经导管将用不锈钢合金材料制成的网状带有间隙的支架（图 5-2-2）植入冠状动脉内狭窄处支撑血管壁，维持血流通畅，从而达到解除狭窄、改善心肌血供的治疗方法（图 5-2-3）。

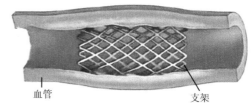

血管　　　　　支架

图 5-2-2　冠状动脉支架

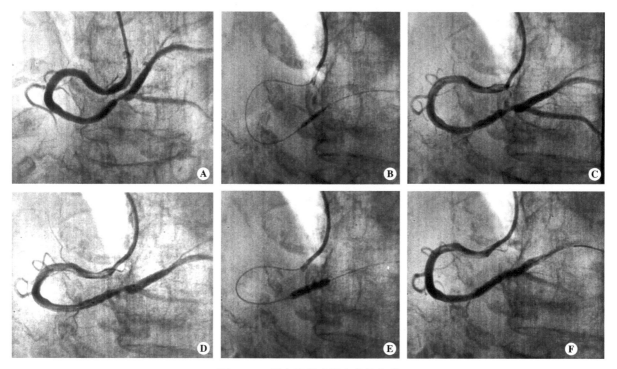

图 5-2-3　经皮冠状动脉支架植入术

A. 右冠远端重度狭窄；B. 球囊预扩张；C. 球囊预扩张后造影；D. 支架释放前造影定位；E. 支架扩张；F. 释放支架后造影

（1）PCI 的一般适应证　心绞痛患者，造影显示病变血管狭窄程度大于 70%；单支多发或多支血管狭窄，分叉部狭窄，引起供血区域心肌缺血；PTCA 及外科搭桥术后的再狭窄病变；溶栓治疗后仍有严重的管壁狭窄等。

（2）PCI 的相对适应证　无保护左主干病变；血管弥漫性病变；血管完全闭塞病变大于 6 个月；急

性心梗非梗死相关血管等。

（3）需慎重选择冠脉介入治疗的病变 出血性疾病；有出血倾向且不适合抗凝；血管扭曲或严重成角预估支架植入困难；细小血管且病变较长；存在大量血栓或血栓形成较快；严重钙化病变；心肌桥等。

经皮冠状动脉支架植入术能有效降低单纯球囊扩张后的再狭窄率，但由于血管局部对球囊损伤的过度愈合反应，血管内膜会出现增生性改变，术后支架内再狭窄仍有 20%～30% 的发生率。药物洗脱支架等新型支架在技术和临床应用上的不断成熟起到了较好的效果。

🔗 链 接 支架精显技术在冠状动脉支架植入术中的应用

冠状动脉支架问世以来，临床医师在经皮冠状动脉支架植入术中主要通过冠状动脉造影时视觉评估法确定支架定位和支架膨胀情况。然而，随着药物洗脱支架的广泛应用，冠状动脉支架小梁设计得越来越薄，支架在 X 线下的显影越来越差，不能予以精确显示，给术者带来了很大困难。血管内超声检查能够精确测定血管直径，但其应用会明显增加手术时间、医疗费用及潜在并发症风险，因此未广泛应用于临床。支架精显技术是近年问世的一种增强支架可视性的新技术，能够高质量显示支架和导丝细节，实时评价支架膨胀情况，可明显提高支架的可视性，增强支架小梁精确显示度，这有助于指导支架精确定位、支架扩张和贴壁情况评价。

---

3. 冠状动脉腔内旋磨术（rotational atherectomy） 扩展了经皮介入治疗技术的应用范围，对于冠状动脉重度钙化且球囊无法充分扩张的病变是一种极为有效的介入治疗方法。本技术采用呈橄榄形带有钻石颗粒旋磨头的导管根据选择性切割原理，在冠状动脉内高转速、选择性地去除纤维化或钙化严重的动脉硬化斑块，而不会切割有弹性的组织和正常冠状动脉，旋磨后的斑块被磨成微小颗粒，机体会将这些颗粒自然清除。

冠状动脉腔内旋磨术的临床并发症发生率、再狭窄率与 PTCA 相似，钙化、软斑块、病变的复杂性等都会对旋磨结果产生影响。其主要禁忌证有：旋磨导丝无法正常通过的病变；存在大量血栓的病变；静脉桥血管病变，血管成角大于 90° 的病变；严重螺旋性夹层病变等。

4. 冠心病的介入治疗其他常见技术 冠状动脉内血栓抽吸术、切割球囊成形术、准分子激光成形术、冠状动脉内放射治疗等。

5. 冠状动脉介入治疗并发症 冠状动脉夹层、冠状动脉痉挛及急性闭塞、穿刺部位血肿、冠状动脉穿孔、冠状动脉急性闭塞、支架内血栓形成、慢血流或无复流、支架脱落、周围血管并发症、出血并发症、对比剂肾病、恶性心律失常、心脏压塞等。

（二）结构性心脏病的介入治疗

结构性心脏病的介入治疗包括先心病经导管封堵术（房间隔缺损、室间隔缺损、动脉导管未闭等）、心脏瓣膜类疾病的介入治疗（二尖瓣、肺动脉瓣、主动脉瓣狭窄）等。

先心病是一种与发育异常和遗传有关的结构性心脏病，发病率为 0.5%～0.8%。先心病的介入治疗是经皮穿刺建立通道，在 X 线影像引导及超声心动图的监控下，将导管推送至心脏病变的相应部位，根据病变的治疗类型分类，进行球囊扩张术或经导管封堵术。

1. 结构性心脏病的介入治疗适应证 左向右分流的先心病（房间隔缺损、室间隔缺损、动脉导管未闭、卵圆孔未闭等）、先天性心瓣膜病、外科手术后遗留的病理畸形及需介入和外科治疗相结合的复杂的结构性心脏病等。

2. 结构性心脏病的介入治疗禁忌证 心内膜炎及出血性疾病者、严重的肺动脉高压致右向左分流、高凝状态患者、明显的肝肾功能异常者、心功能不全无法耐受手术的患者、解剖结构不适合接受介入手术的患者等。

3. 室间隔缺损封堵术　室间隔缺损（ventricular septal defect，VSD）是最常见的先天性心脏病之一，发病率占全部先心病的 20%～30%，其中膜周部的 VSD 占 95%以上。室间隔缺损是指左右心室间隔上单发或多发的缺损，在胚胎时期发育不全，形成异常交通，在心室水平产生左向右分流，造成肺动脉高压（肺小动脉硬化）、右心室扩大、乏力、呼吸系统感染、发绀等。

室间隔缺损封堵术的术式：经皮穿刺股动脉和股静脉成功后，放入血管鞘，先行左心室造影。常规采用长轴斜位（左侧倾斜 60°加头侧倾斜 20°～30°）造影，观察前部室间隔的病变：膜部室间隔缺损、部分类型的肌部室间隔缺损等。在确认室间隔缺损的位置、大小、形态及距主动脉瓣的距离后，做主动脉瓣上造影，确认有无主动脉瓣脱垂及反流。然后建立股动脉-主动脉-左心室-室间隔缺损处-右心室-右心房-下腔静脉-股静脉的轨道，选择合适的封堵器及输送鞘管系统，将封堵器卡于缺损处，再以与封堵器"腰"呈切线位的角度（最佳观察角度）做左心室及主动脉瓣上造影，结合超声检查确定缺损处封堵效果满意且未影响主动脉瓣开放，即可释放封堵器，完成治疗。

4. 房间隔缺损封堵术　房间隔缺损（atrial septal defect，ASD）是指房间隔在胚胎发育、吸收过程中出现异常，致使其不完整，在左、右心房之间残留房间孔。其发病率占全部先心病的 10%～20%，多见于女性。多为单孔性，少数为多孔性。

房间隔缺损封堵术的术式：经皮穿刺股静脉成功后，植入血管鞘，导管经股静脉-下腔静脉-右心房-房间隔缺损处-左心房，置于左上肺静脉，选用加硬导丝，建立钢丝轨道。根据房间隔缺损大小，选择合适的封堵器及输送鞘管系统，在 X 线影像监控下送入封堵器，卡于房间隔缺损处，超声评估房间隔封堵器位置良好、无房间隔残余分流、无相邻瓣膜的影响，即可释放封堵器，完成治疗（图 5-2-4）。

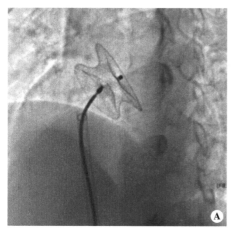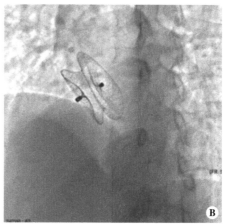

图 5-2-4　房间隔缺损封堵术

A. 封堵伞到位；B. 封堵伞释放后

5. 动脉导管未闭封堵术　动脉导管未闭（patent ductus arteriosus，PDA）是最常见的先心病之一，发病率占全部先心病的 20%左右，女性多于男性。动脉导管是胎儿时期肺动脉与主动脉间的正常血流通道，肺动脉血绝大部分经动脉导管进入降主动脉。出生后，肺膨胀并承担气体交换功能，不久动脉导管因失用自行闭合，如持续不闭合，则形成动脉导管未闭。根据解剖形态可分为管状、漏斗状、窗形、哑铃形、动脉瘤形五个类型。

动脉导管未闭封堵术的术式：经皮穿刺股动脉、股静脉，放入血管鞘，用猪尾巴导管行降主动脉造影，常规左侧位，确认其动脉导管的位置、大小、形态。建立股静脉-右心房-右心室-肺动脉-动脉导管-降主动脉的轨道，选择合适的封堵器及输送鞘管系统，在 X 线影像监控下送入封堵器，卡于动脉导管内，复查降主动脉造影，无残余分流，即可释放封堵器，完成介入治疗过程（图 5-2-5）。

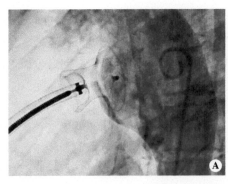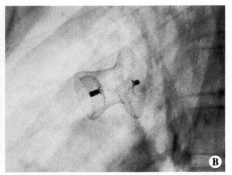

图 5-2-5 动脉导管未闭封堵术
A. 封堵伞到位；B. 封堵伞释放后

6. 其他结构性心脏病的介入治疗 包括左心耳封堵术、二尖瓣球囊成形术、先天性肺动脉瓣球囊成形术、先天性主动脉瓣狭窄球囊成形术、经皮主动脉瓣置换术等。

7. 结构性心脏病介入治疗的并发症 封堵伞脱落、心脏压塞（心包填塞）、心脏瓣膜关闭不全、心律失常、冠状动脉空气填塞、肺动脉夹层、股动静脉瘘等。

（三）心律失常导管消融介入治疗术

利用射频能量经导管介入消融心律失常，同时心内超声和三维标测系统的临床应用，使房速、房扑、房颤、室速等复杂心律失常的消融手段有了突破，有效地提高了手术的成功率。

心腔内电生理检查，是利用心脏电刺激技术和记录心腔内的心电图，来明确心律失常的发病机制和严重程度，是实施射频消融手术前应进行的必要检查。一般常规放置高位右心房（HRA）、房室束（希氏束，HBE）、右心室心尖部（RVA）、冠状窦（CS）等电极，记录心腔内局部心电图。

心律失常导管消融介入治疗术是指通过静脉或动脉血管进入心脏的电极导管头端释放射频电能，使导管头端与局部的心肌内膜之间电能转化为热能，在达到一定温度后，特定的局部心肌细胞脱水、变形、坏死，自律性和传导性都发生改变，从而心律失常得到治疗。

心律失常导管消融的适应证：伴有房颤且心室率快速的预激综合征、频繁发作且药物治疗无效的室上性心动过速、顽固性房扑、特发性房颤、药物治疗不满意的流出道室性期前收缩等。

（四）心脏起搏器植入术

心脏的介入治疗还包括人工心脏起搏器植入术。传统的心脏起搏治疗主要针对缓慢性心律失常，随着介入植入术和心脏起搏技术的进展，起搏介入治疗在起搏模式、自动化功能、起搏器介入部位的选择等方面都得到了的不断的改进和完善。

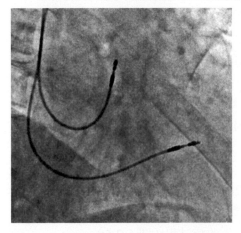

图 5-2-6 双腔起搏器，起搏器电极植入右心室和右心房

心脏起搏器启动时发出脉冲电流，通过导线和电极的传导刺激心肌，使之兴奋和收缩，从而模拟正常心脏的冲动形成和传导，以治疗某些心律失常所致的心脏功能障碍（图 5-2-6）。

心脏起搏器植入术适应证：伴有临床症状的任何水平的完全或高度房室传导阻滞，伴有临床症状的束支-分支水平阻滞，间歇性Ⅱ度房室传导阻滞、病态窦房结综合征或房室传导阻滞、逸搏心率小于 40 次/分或心脏停搏时间大于 3 秒、有窦房结功能障碍或房室传导阻滞，须采用具减慢心率作用的药物治疗时、神经介导性晕厥、药物治疗效果不满意的顽固性心力衰竭、肥厚型梗阻性心肌病等。

四、冠状动脉血管腔内影像与功能检查技术

（一）血管腔内影像检查技术

1. 血管内超声（intravascular ultrasound，IVUS） 是一种通过超声波技术在血管内部进行成像的方法。它通过将超声探头插入血管内，发射超声波并接收回波，然后通过计算机处理和显示，得到血管内部的图像（图 5-2-7）。

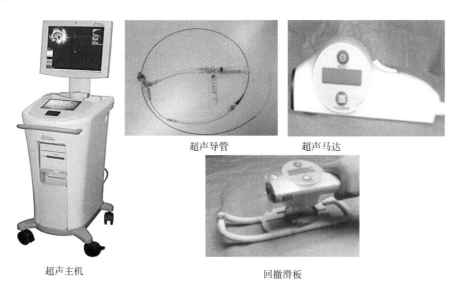

超声导管　　　　　超声马达

超声主机

回撤滑板

图 5-2-7　IVUS 设备及耗材

（1）血管内超声的基本原理　利用超声波在不同组织之间的反射和散射特性来形成图像。当超声波通过血管壁和血液时，会发生不同程度的反射和散射。通过测量超声波的回波时间和强度，可以确定血管壁的结构和血管腔的大小。

在冠心病介入手术中，血管内超声可以提供详细的血管解剖信息，帮助医生评估冠状动脉病变的程度和类型。它可以测量血管壁的厚度、血管腔的直径和长度，检测斑块的特征（如钙化、溃疡等），评估血管内腔的狭窄程度和血流动力学的变化。

（2）血管内超声在冠心病介入中的应用

1）评估病变严重程度：血管内超声可以帮助医生确定冠状动脉病变的程度和类型，指导是否需要进行血管成形术或支架植入等治疗。通过测量血管腔的直径和长度，可以确定病变的程度和范围。此外，血管内超声还可以检测斑块的特征，如钙化、溃疡等，帮助医生评估斑块的稳定性和病变的严重程度。

2）选择合适的治疗策略：血管内超声可以提供详细的血管解剖信息，帮助医生选择合适的治疗策略。通过测量血管壁的厚度和斑块的特征，可以确定是否需要进行支架植入、球囊扩张或其他治疗方法。此外，血管内超声还可以评估血管壁的弹性和血流动力学变化，帮助医生选择合适的支架类型和大小。

3）评估治疗效果：血管内超声可以在手术过程中实时监测治疗效果。通过测量支架的展开情况和血管腔的狭窄程度，可以评估治疗的效果是否达到预期。此外，血管内超声还可以检测支架内再狭窄、血栓形成等并发症的风险，帮助医生及时采取措施预防并发症的发生。

4）预测并发症风险：血管内超声可以评估斑块的特征，如钙化、溃疡等，帮助医生预测并发症的风险。钙化斑块和溃疡斑块通常与血栓形成、支架内再狭窄等并发症的发生有关。通过评估斑块的特征，可以帮助医生制订更加个体化的治疗方案，减少并发症的风险。

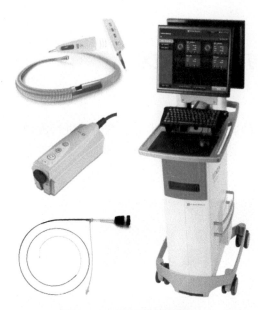

图 5-2-8 OCT 设备及耗材

2. 光学相干断层成像（optical coherence tomography, OCT） 是一种高分辨率的光学成像技术，用于在生物组织内部进行显微镜级别的成像。它利用光的干涉原理，通过测量光的反射和散射来获取组织的结构信息（图 5-2-8）。

（1）光学相干断层成像的原理 利用光的干涉现象。OCT 系统通过将光源发出的光束分为两束，一束经过样品（如血管壁）反射回来，另一束经过参考光程（如光纤）反射回来。然后，通过比较两束光的相位差，可以确定样品内部的反射和散射情况，从而形成高分辨率的断层图像。

在冠心病介入手术中，光学相干断层成像可以提供高分辨率的血管内部图像，帮助医生评估冠状动脉病变的程度和类型。它可以提供血管壁的结构信息，包括血管壁的厚度、斑块的特征（如钙化、溃疡等）、血管腔的直径和长度等。

（2）光学相干断层成像在冠心病介入中的应用

1）评估病变严重程度：光学相干断层成像可以帮助医生确定冠状动脉病变的程度和类型，指导是否需要进行血管成形术或支架植入等治疗。通过测量血管壁的厚度和斑块的特征，可以确定病变的程度和范围。

2）选择合适的治疗策略：光学相干断层成像可以提供高分辨率的血管解剖信息，帮助医生选择合适的治疗策略。通过测量血管腔的直径和长度，可以确定支架的大小和位置。此外，光学相干断层成像还可以评估血管壁的弹性和血流动力学的变化，帮助医生选择合适的支架类型。

3）评估治疗效果：光学相干断层成像可以在手术过程中实时监测治疗效果。通过测量支架的展开情况和血管腔的狭窄程度，可以评估治疗的效果是否达到预期。光学相干断层成像还可以检测支架内再狭窄、支架周围的血管壁再次狭窄的情况。这种再狭窄可能是由于内膜增生或斑块重新形成引起的。通过光学相干断层成像的高分辨率图像，医生可以及早发现再狭窄的迹象，并采取相应的治疗措施，如药物治疗或再次介入手术。此外，OCT 可检测是否有血栓形成等并发症的风险，血栓是血液凝结而形成的固体物质，可能会导致血管堵塞和心肌梗死等严重后果。通过光学相干断层成像，医生可以观察支架内血栓的存在和程度，及时采取抗凝治疗或血栓溶解治疗，以预防并发症的发生。

4）术后随访：光学相干断层成像可以用于术后随访，评估支架的长期效果和血管的恢复情况。在术后随访中，光学相干断层成像可以帮助医生评估支架的长期效果和血管的恢复情况。通过定期进行光学相干断层成像检查，医生可以观察支架的位置、形态和内膜覆盖情况，以及血管壁的厚度和斑块的变化。

3. 血管内超声和光学相干断层成像区别 IVUS 和 OCT 都是用于冠心病介入手术中的影像学技术，但它们的原理和应用有所不同。

（1）原理 IVUS 利用超声波的回声信号来获取血管内部的结构信息。它通过在导丝上安装一个超声探头，将超声波引导到血管内部，然后接收回声信号并进行图像重建。而 OCT 则是利用光的干涉原理，通过测量光的反射和散射来获取组织的结构信息。

（2）分辨率 OCT 具有更高的分辨率，可以达到微米级别，而 IVUS 的分辨率通常在几十微米到几百微米之间。这意味着 OCT 可以提供更清晰、更详细的血管内部图像。

（3）成像深度 IVUS 可以提供较大的成像深度，可以观察到血管壁的全层结构，包括内膜、中膜和外膜。而 OCT 的成像深度较浅，通常只能观察到血管壁的内膜和一部分中膜。

（4）应用范围 IVUS 主要用于评估血管壁的厚度、斑块的特征、血管腔的直径和长度等，以及指导支架的植入。而 OCT 在这些方面也有类似的应用，但由于其更高的分辨率，可以提供更详细的血管解剖信息，对于评估病变的程度和类型、选择合适的治疗策略及评估治疗效果等方面更具优势。

综上所述，IVUS 和 OCT 都是在冠心病介入手术中常用的影像学技术，但它们的原理、分辨率、成像深度和应用范围有所不同。医生根据具体情况选择合适的影像学技术，或者在需要时结合使用，以获得更全面、准确的血管内部信息。

（二）血管腔内功能检查技术

1. 有创血流储备分数检测 血流储备分数（fractional flow reserve，FFR）是一种用于评估冠状动脉狭窄程度的指标，它可以帮助医生判断是否需要进行冠心病介入手术。FFR 的基本原理是通过测量冠状动脉狭窄部位与远端正常冠状动脉之间的压力差来评估血流储备情况（图 5-2-9）。

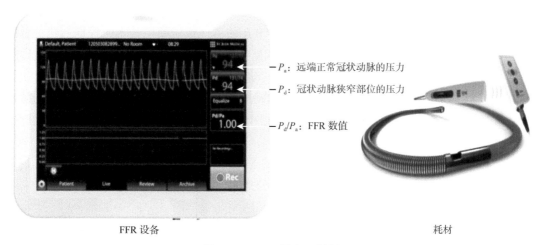

图 5-2-9 FFR 设备及耗材

（1）FFR 基本原理

1）测量压力：在冠心病介入手术中，医生会在导管术中将导管引入冠状动脉，通过导管测量冠状动脉狭窄部位与远端正常冠状动脉之间的压力。

2）计算 FFR：通过将冠状动脉狭窄部位的压力与远端正常冠状动脉的压力进行比较得出。具体计算公式为

$$FFR = P_d/P_a$$

式中，P_d 表示冠状动脉狭窄部位的压力，P_a 表示远端正常冠状动脉的压力。

3）解释 FFR 值：FFR 值的范围为 0～1，数值越接近 1 表示冠状动脉狭窄程度越轻，血流储备越好；而数值越接近 0 表示冠状动脉狭窄程度越严重，血流储备越差。

（2）FFR 在冠心病介入的应用

1）评估冠状动脉狭窄的严重程度：FFR 可以帮助医生评估冠状动脉狭窄的严重程度。通过在导管术中将导管引入冠状动脉狭窄部位，测量狭窄部位与远端正常冠状动脉之间的压力差。如果 FFR 值小于 0.80，表示冠状动脉狭窄严重，需要考虑进行介入手术。

2）指导介入手术的决策：FFR 可以帮助医生决定是否需要进行冠心病介入手术。对于 FFR 值小于 0.80 的冠状动脉狭窄，介入手术可以改善血流储备，减少心肌缺血，提高患者的生活质量和预后。而对于 FFR 值大于 0.80 的冠状动脉狭窄，可以选择药物治疗或观察等非手术治疗。

3）评估介入手术的效果：FFR 可以用于评估介入手术的效果。在介入手术后，医生可以再次测量 FFR 值，以评估血流储备的改善情况。如果 FFR 值得到改善，说明介入手术取得了良好的效果。

4）预测患者的预后：FFR 可以帮助医生预测患者的预后。一些研究表明，FFR 值小于 0.80 的患者在长期随访中心血管事件的发生率较高，需要更积极的治疗和随访。

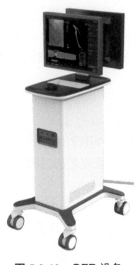

图 5-2-10 QFR 设备

血流储备分数是一种用于评估冠状动脉狭窄程度的指标,可以在冠心病介入手术中用于评估狭窄的严重程度、指导手术决策、评估手术效果和预测患者的预后。FFR 的优势在于它是一种直接测量冠状动脉血流储备的方法,可以提供更准确的评估结果,帮助医生做出更明确的治疗决策。然而,FFR 的测量需要在导管室进行,需要特殊的设备和应用血管扩张类药物,可能会引起患者的不适症状,因此在临床实践中可能有一定的局限性。

2. 无创定量血流分数检测 定量血流分数(quantitative flow ratio,QFR)是一种新型的无创血流储备评估方法,它基于冠状动脉的血流动力学模拟来评估冠状动脉狭窄程度(图 5-2-10)。

(1)QFR 的基本原理

1)血流动力学模拟:QFR 使用计算机模拟技术,根据冠状动脉的解剖结构和血流动力学参数,模拟出血流在冠状动脉中的流动情况。通过计算冠状动脉狭窄部位与远端正常冠状动脉之间的压力梯度,得出血流储备情况。

2)血管造影图像分析:QFR 的计算是基于冠状动脉造影图像的分析。医生会在冠状动脉造影过程中获取多个角度的图像,然后使用专门的软件对这些图像进行分析。软件会自动识别冠状动脉的解剖结构,并计算出血流储备分数(图 5-2-11)。

3)计算 QFR:通过将冠状动脉狭窄部位的血流储备与远端正常冠状动脉的血流储备进行比较得出。具体计算公式为

$$QFR = P_{d_{max}} / P_{a_{max}}$$

式中,$P_{d_{max}}$ 表示冠状动脉狭窄部位的最大压力,$P_{a_{max}}$ 表示远端正常冠状动脉的平均压力。

4)解释 QFR 值:QFR 值的范围在 0~1,数值越接近 1 表示冠状动脉狭窄程度越轻,血流储备越好;而数值越接近 0 表示冠状动脉狭窄程度越严重,血流储备越差。

(2)QFR 在冠心病介入中的应用 基本等同于 FFR 在冠心病介入的应用内容(参考上述有创血流储备分数检测相关内容)。

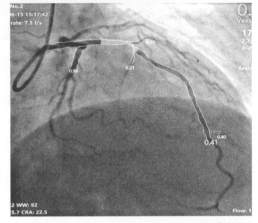

图 5-2-11 术前前降支 QFR 检查术结果

总之,定量血流储备分数是一种无创的血流储备评估方法,通过血流动力学模拟和冠状动脉造影图像分析,计算出 QFR 值来评估冠状动脉狭窄程度。QFR 在冠心病介入手术中可以用于评估狭窄的严重程度、指导手术决策、评估手术效果和预测患者的预后。通过 QFR 的应用,可以提高手术的准确性和安全性,为患者提供更好的治疗效果。

(郁　鹏　荆　晶)

第**6**章
胸部的介入诊疗技术

学习目标

1. 掌握胸部动脉系统各血管起始位置与分支。
2. 熟悉各个血管的造影参数。
3. 掌握胸部各病变的介入治疗方法。
4. 熟悉胸部 DSA 图像处理。
5. 了解胸部的介入治疗。

第1节　胸部血管解剖

一、动 脉 系 统

1. 胸主动脉　起自心脏左心室流出道，于第 2 胸肋关节（胸骨角平面）高度移行为主动脉弓，再向下行至第 4 胸椎水平移行于降主动脉，穿过膈肌裂孔后即为腹主动脉。

2. 肺动脉　属于肺的功能性血管。肺动脉在左侧第 2 胸肋关节水平起自右心室，斜向左后上方行走，在主动脉弓下方，气管隆嵴的前方分出左、右肺动脉，全长 3～4cm。右肺动脉近似水平走行，位于升主动脉、上腔静脉后方，右气管的前方，主动脉弓的下方，全长约 5cm。随后分出右肺动脉上、下干。右肺动脉下干再分出右中叶肺动脉和右下叶肺动脉。左肺动脉向左后上方行走，跨过左上叶支气管，全长约 3cm。分出左上叶肺动脉和左下叶肺动脉。远端的各级分支与相应的支气管伴行，支配相应的肺组织。

3. 支气管动脉　属于肺的营养性血管。起自胸主动脉的脏支，数目及开口变异很大，右侧多为 1 支，左侧多为 2 支。也有部分发自肋间动脉、锁骨下动脉、胸廓内动脉和腹主动脉等。其开口大部分在第 4 胸椎、第 5 胸椎水平，相当于气管隆嵴处。

4. 肋间动脉　起自胸主动脉的壁支，节段性对称分布，共有 9 对，分布于第 3～11 肋间隙。

5. 胸廓内动脉　也称内乳动脉。起于锁骨下动脉第一段下缘，于第 6 肋间隙水平分为膈肌动脉和腹壁上动脉两终支。

二、静 脉 系 统

1. 肺静脉　左右各两支，分别为左肺上静脉和左肺下静脉，右肺上静脉和右肺下静脉。起自肺门，止于左心房。

2. 支气管静脉　分深浅两组，深支起自肺内的细支气管的血管网，并与肺静脉吻合，注入肺静脉或左心房。浅支一般每侧有两支，引流肺门处支气管、肺胸膜及肺门淋巴结静脉血，右侧汇入奇静脉，左侧汇入副半奇静脉或左侧上肋间后静脉。

3. 上腔静脉　接收来自头颈部和上肢各静脉的血，由左右无名静脉汇合，于右侧第 1 肋软骨水平，下行进入右心房。

第2节　胸部病变的介入治疗

一、目的与适应证

1. 咯血的定位诊断和支气管动脉栓塞治疗。
2. 肺癌的诊断和支气管动脉内灌注化疗。
3. 肺内孤立球形病变的鉴别诊断。
4. 怀疑支气管动静脉发育畸形或动脉瘤。
5. 先天性心脏病术前了解肺内侧支血管发育和分布。
6. 肺动脉血栓形成，了解肺内侧支循环建立情况，制订治疗方案。
7. 胸部恶性肿瘤的介入治疗。

二、造　影　技　术

（一）手术操作

1. 肺动脉造影　经股静脉穿刺插管，导管头端可置于肺动脉主干或左右肺动脉分支，或置于右心室流出道进行造影。

2. 支气管动脉造影　经股动脉穿刺插管，将导管插到第5～6胸椎水平，缓慢地上下移动寻找支气管动脉开口。当有嵌顿或挂钩感时，可能已插入支气管动脉，在透视下观察支气管动脉的显示，确认没有与脊髓动脉共干后，注射对比剂进行造影。

3. 肋间动脉和胸廓内动脉造影　肋间动脉造影方法与支气管动脉造影大致相同。

4. 胸廓内动脉造影　经股动脉穿刺插管，导管经左或右锁骨下动脉插到左或右胸廓内动脉进行造影。

5. 上腔静脉造影　应用穿刺法，穿刺头臂静脉或贵要静脉或肘正中静脉。也可经股静脉穿刺插管，导管随导丝经下腔静脉至上腔静脉。采用猪尾巴导管进行造影。

（二）造影参数选择

造影参数选择见表6-2-1。

表 6-2-1　胸部血管造影参数

检查部位	流率（ml/s）	总量（毫升/次）	压力极限（PSI）
肺动脉主干	10～12	15～20	600～900
单侧肺动脉	6～8	10～20	600～900
支气管动脉	1～2	4～6	250～300
锁骨下动脉	3～4	8～10	300～400
肋间动脉	1～2	3～4	300～450
上腔静脉	10～12	15～20	400～600
下腔静脉	12～15	20～30	400～600

（三）造影体位

常规取正位成像，必要时加摄斜位或侧位。

（四）图像处理

1. 补偿滤过 由于胸部各部位的密度不一致，在做心脏检查时，肺部的透亮度增加，图像的背景亮度加大，可能影响图像质量。在采集图像时，可在肺野内加入一些密度相对低的物质，或使用光谱滤过器，使 X 线在被照射区衰减接近均匀，防止饱和伪影的产生。

2. 呼吸性移动对策 为防止因呼吸产生的伪影，在采集图像时使患者屏气，或采取短暂的停止呼吸，减少运动伪影的产生。

三、相关病变的介入治疗

（一）胸主动脉夹层的腔内治疗

胸主动脉夹层是指胸主动脉腔内高速、高压的血流从破损的主动脉内膜进入主动脉壁内，使主动脉中膜和外膜分离，外膜继而扩张膨出形成夹层。胸主动脉夹层是一种发病急、临床表现凶险、预后差、病死率高的主动脉疾病。

根据内膜破裂口部位与主动脉夹层累及的范围，进行不同的分型，主要有 DeBakey 和 Stanford 两种分型法。

1. DeBakey 分型 ①Ⅰ型：破裂口位于升主动脉，扩展累及腹主动脉。②Ⅱ型：破裂口位于升主动脉，病变仅限于升主动脉。③Ⅲ型：破裂口位于降主动脉，累及降主动脉或腹主动脉。

2. Stanford 分型 分为 A 型（相当于 DeBakey 分型中的Ⅰ型和Ⅱ型）和 B 型（相当于 DeBakey 分型中的Ⅲ型）。其中 A 型占主动脉夹层比例大，占比为 60%～70%，无论破裂口位于哪一部位，只要累及升主动脉者，都属于 A 型。破裂口位于降主动脉，但未累及升主动脉者都属于 B 型。

胸主动脉夹层 B 型（Ⅲ型）的介入治疗：根据术前的 CTA 检查决定手术入路，对支架植入的入路侧股动脉进行切开，直视下进行股动脉穿刺，再采用"黄金"标记导管进行主动脉弓部造影，了解破裂口的位置及夹层情况，同时对颅内供血动脉与主动脉关系进行评估，主要为左锁骨下动脉及左椎动脉。对主动脉的大小、破裂口的位置进行测量，确认植入支架的位置、大小及长度。通过实时减影与实时蒙片的对比，确认支架的植入点。当确认无误时，更换导丝，送入支架，边释放边观察支架打开情况。释放结束后，进行造影复查，评估支架释放的位置，是否有内瘘形成或对其他组织供血的影响（图 6-2-1）。

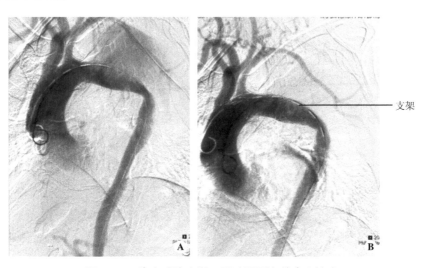

支架

图 6-2-1 胸主动脉夹层 B 型（Ⅲ型）的介入治疗
A. 支架植入前造影图；B. 支架植入后造影图

（二）肺部病变的介入治疗

1. 支气管动脉灌注术（BAI） 原发性支气管肺癌（简称肺癌）是呼吸系统最常见的恶性肿瘤，根据肿瘤生长的部位，分为中心型和周围型。肺癌的基本治疗方法是手术、放疗和化疗。晚期不能手术者或手术后复发者，可采用支气管动脉灌注术。根据肺癌主要是由支气管动脉供血这一特点，利用支气管动脉插管将导管插入支气管动脉内，将药物注入靶血管，达到在短时间内杀伤癌细胞的目的。经导管动脉内灌注药物可以提高靶器官的药物浓度，而不增加外周血的药物浓度。因为药物疗效不仅与自身的药理作用和病变对药物的敏感性有关，而且与病变局部的药物浓度和药物与病变接触的时间长短等因素有关。

支气管动脉的灌注术常用于晚期不能手术且远处无转移的肺癌；肺部肿瘤的手术前局部化疗；手术后复发；同时与放疗结合。

方法：与支气管动脉造影一样，确定供血的支气管动脉后，固定导管。将药物用生理盐水稀释后缓慢地注射到靶血管。注射结束后观察患者变化，在透视的监视下拔出导管，包扎穿刺点。

2. 支气管动脉栓塞术（BAE） 是经皮穿刺导管插入支气管动脉，使用栓塞物质对靶血管进行栓塞，使靶血管闭塞，从而达到治疗目的。

支气管动脉栓塞术主要用于患者有反复咯血史，不宜手术者；咯血量＞200ml/24h，内科治疗无效者；反复咯血原因不明者。

方法：与支气管动脉造影一样。一般需要进行双侧的支气管动脉造影，确认出血或病变血管。病变部位明确后注射栓塞剂进行栓塞。根据血管不同的管径、病变不同的治疗方式采用相应的栓塞材料，如聚乙烯醇缩乙醛（PVA）颗粒、明胶海绵或弹簧圈。栓塞后 3～5 分钟进行造影，核实栓塞情况，若栓塞不满意，加大栓塞剂剂量再进行栓塞，当造影见到血管断流时，说明栓塞成功（图 6-2-2）。

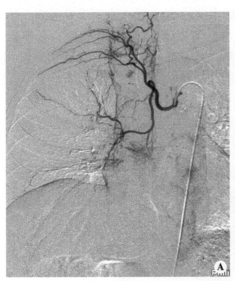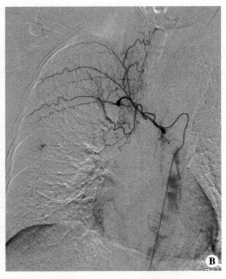

图 6-2-2 支气管动脉栓塞术

A. 右支气管动脉造影；B. 栓塞后造影图

3. 肺动静脉畸形 又称肺动静脉瘘，较少见，是肺动脉与肺静脉间形成了异常短路沟通，两者间正常毛细血管变成发育异常的畸形血管团。畸形血管团通常有一条供血动脉和一条或数条引流静脉。多数为先天发育异常，极少病例由创伤、感染、肿瘤等引起。病变大多位于肺的下叶和胸膜下的间隙，单发占大多数，病变血管发育不良，管壁缺乏弹力纤维，管壁薄弱，管腔扭曲扩张。

症状严重或弥漫型病例可做手术治疗，包括全肺切除、肺叶切除、肺段切除及供血动脉结扎等。但手术死亡率高、并发症多、恢复时间长。介入治疗为本病的首选治疗方法。

方法：行股静脉穿刺，导管经下腔静脉、右心房、右心室进入肺动脉。先行两侧肺动脉造影，再行超选择性造影。将导管选择性插入供血动脉内再释放栓塞物。选用弹簧圈时可先放置直径较大的，当弹簧圈安全锚定后，再送入较小的弹簧圈，使之建立网巢样结构，以加强栓塞。可脱球囊用共轴导管系统释放。球囊内用等渗对比剂充胀，在数年内球囊仍可保持膨胀状态。可联合使用弹簧圈与可脱球囊。往往先放置弹簧圈，在血管内建立网架结构后，再将球囊放置在弹簧圈内。

4. 肺栓塞 是肺动脉分支被栓子堵塞后引起的相应肺组织供血障碍。常见的栓子是深静脉脱落的血栓，久病卧床、大手术后和心功能不全者及妊娠期妇女较易发生深静脉血栓。

肺由肺动脉和支气管动脉双重供血，两组血管有丰富的吻合支，当肺动脉某一分支栓塞后，肺组织因支气管动脉的侧支供血而不发生异常，栓子较小未能完全堵塞肺动脉分支时也不易发生供血障碍。多数小栓子进入肺循环可引起肺动脉小分支多发性栓塞。多数肺栓塞患者无明显临床症状，或仅有轻微的不适。部分患者可表现为突发的呼吸困难和胸痛。肺动脉大分支或主干栓塞或广泛的肺动脉小分支栓塞可出现严重的呼吸困难、发绀、休克或死亡。较大的栓子堵塞肺动脉大分支或主干可引起急性右心衰竭或心肌梗死而导致死亡。

内科治疗包括溶栓治疗和肝素化治疗。

介入治疗包括经导管内血栓摘除和接触溶栓，创伤小，治疗疗效稳定，而且可以反复治疗，是治疗肺动脉血栓的发展趋势之一。常采用经导管肺动脉溶栓治疗。

方法：采用 Seldinger 技术，经股静脉、肘正中静脉或锁骨下静脉途径植入血管鞘；将导管分别经上下腔静脉送入右心房，将导管植入右心室流出道或肺动脉主干造影，若血栓在肺动脉主干以下分支，还应将导管插至左、右肺动脉的相应分支再次造影。将溶栓导管置于血栓段或肺段动脉的近段，留管注射尿激酶溶栓，实施肺动脉溶栓治疗（图 6-2-3）。

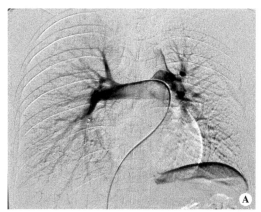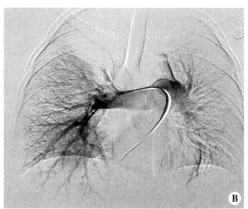

图 6-2-3 肺动脉溶栓治疗

A. 左肺动脉栓塞；B. 左肺动脉溶栓后造影

（罗来树）

第7章
腹部的介入诊疗技术

> **学习目标**
> 1. 掌握腹部动脉系统各血管起始位置与分支。
> 2. 熟悉各个血管的造影参数。
> 3. 掌握腹部各病变的介入治疗方法。
> 4. 熟悉腹部 DSA 图像处理。
> 5. 了解腹部的介入治疗。

第1节　腹部血管解剖

一、腹部动脉系统

1. 腹主动脉　是腹部的动脉主干，延续于膈肌主动脉裂孔以下的胸主动脉，腹主动脉沿脊柱前方下行，至第 4 腰椎水平分为左右髂总动脉，腹主动脉外径平均为 1.5cm，长度平均为 13.8cm。腹主动脉的分支按照供血部位不同可分为脏支和壁支，脏支较壁支粗大；脏支有腹腔动脉、肠系膜上动脉、肠系膜下动脉、肾动脉、肾上腺动脉和性腺动脉；壁支有腰动脉、膈下动脉和骶正中动脉，分布于腹后壁、脊髓、膈下和盆腔后壁等处（图 7-1-1A、B）。

2. 腹腔动脉　又称为腹腔干动脉，为粗而短的动脉干，起自腹主动脉第 12 胸椎水平腹主动脉前壁，依次分出胃左动脉、肝总动脉和脾动脉。胃左动脉向左上方行至贲门附近，分为食管支和胃支，分布于食管下段、贲门部及胃的前上壁和后下壁。肝总动脉分为肝固有动脉和胃十二指肠动脉，肝固有动脉在肝门部分为肝左、肝右动脉和胃右动脉，分别进入肝左、右叶；胃右动脉沿胃小弯走行与胃左动脉吻合；胃十二指肠动脉向下分为胃网膜右动脉和胰十二指肠上动脉；脾动脉是腹腔动脉最粗大的分支，沿胰腺上缘行至脾门，分为脾叶动脉、脾段动脉入脾，脾动脉沿途发出多支胰腺支，分布于胰体部和胰尾部（图 7-1-1C）。

3. 肠系膜上动脉　起自腹腔动脉下方，约第 1 腰椎水平的腹主动脉前壁，其分支血管有胰十二指肠下动脉、空肠动脉、回肠动脉、回结肠动脉、右结肠动脉和中结肠动脉，分别分布于胰腺、十二指肠、空肠、回肠、回盲部、升结肠和横结肠。胰十二指肠下动脉分为前后两支，前支与胃十二指肠动脉发出的胰十二指肠前上动脉相吻合形成胰十二指肠前弓，后支与胃十二指肠动脉发出的胰十二指肠后上动脉相吻合形成胰十二指肠后弓。中结肠动脉主干发出后分为左右两支，左支向结肠脾区走行，与左结肠动脉吻合，右支向肝区走行，与右结肠动脉吻合（图 7-1-1D）。

4. 肠系膜下动脉　起自第 3 腰椎水平的腹主动脉前壁，其分支血管有左结肠动脉、乙状结肠动脉和直肠上动脉，分别分布于降结肠、乙状结肠和直肠上部（图 7-1-1E）。

5. 肾动脉和肾上腺动脉　肾动脉起自第 1 腰椎水平的腹主动脉侧壁，向外横行，至肾门附近分为前、后两支，入肾后分为肾段动脉。一般右肾动脉起点高于左肾动脉，长度大于左肾动脉。肾上腺动脉有上、中、下三支，上支起自膈下动脉，中支起自腹主动脉，下支起自肾动脉，分别分布于肾上腺的三个部分（图 7-1-1F）。

6. 睾丸（卵巢）动脉　细而长，在肾动脉起始处稍下方自腹主动脉的前外侧壁发出，睾丸动脉经腹股沟环进入腹股沟管供应睾丸和附睾的血液，因参与精索的组成，又称为精索动脉；卵巢动脉经卵巢悬韧带下行进入盆腔，分布于卵巢和输卵管壶腹部（图 7-1-1G）。

7. 腰动脉　共四对，自腹主动脉后壁发出，走行向外、向后侧，并分为前支、后支和脊支，分支供应腰部、腹侧壁的肌肉和皮肤及脊髓（图 7-1-1H）。

8. 膈下动脉　左右各一条，起自腹主动脉或腹腔动脉，分为前支、后支、外侧支和膈角支，分布于膈的相应部位（图 7-1-1I）。

9. 骶正中动脉　起自腹主动脉远端分叉部上方，主要分支有骶外侧支、直肠支和骶骨支（图 7-1-1J）。

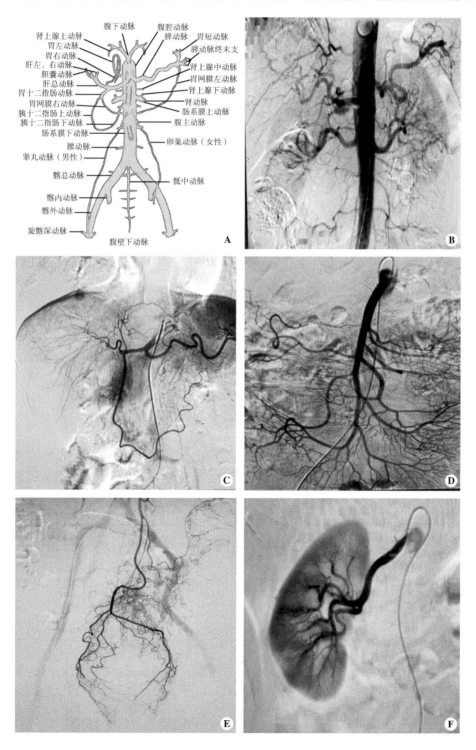

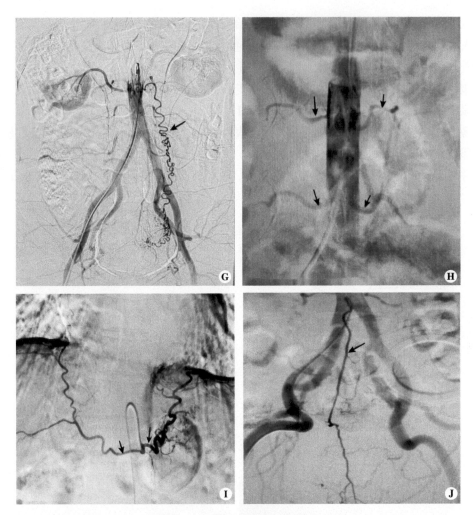

图 7-1-1 腹主动脉及分支图片

A. 腹主动脉示意图；B. 腹主动脉造影；C. 腹腔动脉造影；D. 肠系膜上动脉造影；E. 肠系膜下动脉造影；F. 肾动脉造影；G. 卵巢动脉造影；
H. 腰动脉造影；I. 膈下动脉造影；J. 骶正中动脉造影

二、腹部静脉系统

1. 下腔静脉 为体内最大的静脉干，在第 5 腰椎体水平由左、右髂总静脉汇合而成，沿腹主动脉右侧和脊柱右前方上行，穿膈的腔静脉孔入胸腔，进入右心房。下腔静脉主要接收下肢和盆腔的静脉回流，其属支分为脏支和壁支，壁支包括膈下静脉和腰静脉；脏支包括肝静脉、肾静脉、肾上腺静脉和性腺静脉等（图 7-1-2）。

2. 肝静脉 是下腔静脉的属支，一般有 2~3 支，分别为肝右静脉、肝中静脉和肝左静脉，收集肝动脉和门静脉的回流血液至下腔静脉内。

3. 肾静脉 左右各一支，从肾门开始，水平向内走行于肾动脉前面，注入下腔静脉，左肾静脉较长。

4. 脾静脉 在脾门部由 2~3 支静脉汇合而成，在脾动脉下方向内行走，与肠系膜上静脉汇合形成门静脉。

5. 肠系膜静脉 由肠系膜上静脉和肠系膜下静脉组成，主要收集小肠和大肠的血液，肠系膜下静脉注入脾静脉，脾静脉和肠系膜上静脉汇合形成门静脉。

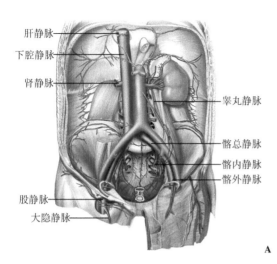

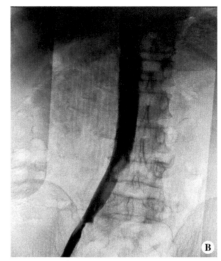

图 7-1-2 下腔静脉
A. 下腔静脉示意图；B. 下腔静脉造影图

6. 门静脉 主干长约 8cm，由脾静脉和肠系膜上静脉在胰头后方汇合而成，起始端和末端分别与毛细血管相连，门静脉内没有瓣膜，因此门静脉高压时，血液可经其属支逆流。门静脉的属支多与同名动脉伴行，其属支有脾静脉、肠系膜上静脉、胃左静脉、胃右静脉和附脐静脉等。门静脉与上、下腔静脉之间的交通：①通过食管腹段的食管静脉丛与上腔静脉系统的半奇静脉和奇静脉交通；②通过直肠静脉丛与下腔静脉系统的肛静脉和直肠下静脉交通；③通过脐周静脉网与上、下腔静脉系统的胸腹壁浅静脉相交通；④门静脉系统在肝区、十二指肠、结肠等处的小静脉与上、下腔静脉的膈下静脉、腰静脉、肾静脉和性腺静脉等相交通。正常情况下，门静脉系统与上、下腔静脉之间的交通支细小，血流量小。当病理情况下导致门静脉回流受阻、压力增高时，门静脉系统血液经上述交通途径回流，由于压力高、血流量大，交通支变得粗大、迂曲，出现静脉曲张，可引起肝脾肿大、腹水、呕血和便血等（图 7-1-3）。

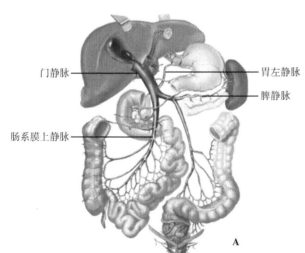

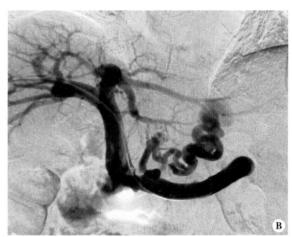

图 7-1-3 门静脉
A. 门静脉示意图；B. 直接门静脉造影

三、盆腔动脉系统

腹主动脉于第 4、5 腰椎水平分为左、右髂总动脉，双侧髂总动脉继续下行分为髂内动脉和髂外动脉。髂内动脉是盆腔的动脉主干，沿盆腔侧壁下行，发出壁支和脏支，壁支主要有闭孔动脉、臀上动脉、臀下动脉、髂腰动脉和骶外侧动脉等；脏支主要有脐动脉、子宫动脉、阴部内动脉、膀胱动脉和直肠下动脉等。髂外动脉沿腰大肌内侧缘下行，至股前部移行为股动脉（图7-1-4）。

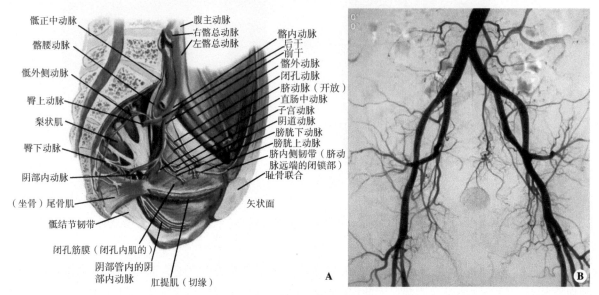

图 7-1-4 盆腔动脉
A. 盆腔动脉示意图；B. 盆腔动脉造影图

第 2 节 腹部的介入治疗

一、目的与适应证

腹部介入主要用于腹部的血管性及肿瘤性病变的诊断和治疗。

1. 血管性疾病　动、静脉血管性病变的造影诊断和血管腔内治疗，如血管狭窄或闭塞、血管畸形、血栓形成等疾病。

2. 肿瘤性疾病　良、恶性肿瘤的造影诊断和治疗，如肿瘤术前辅助栓塞、肿瘤的姑息性治疗、阻塞性黄疸的穿刺引流及支架植入等。

3. 出血性疾病　腹腔脏器及血管的出血性病变的定位诊断和栓塞治疗，如外伤后脏器破裂出血、手术后出血、消化道出血、产后出血、肿瘤破裂出血等。

4. 肝硬化的综合介入治疗　如经颈静脉肝内门腔静脉分流术、经皮经肝食管胃底静脉曲张栓塞联合脾动脉栓塞术。

二、造 影 技 术

（一）手术操作

1. 动脉系统　采用 Seldinger 技术通过股动脉或桡动脉穿刺插管，根据不同检查目的和治疗需要采用相应的造影导管行选择性或超选择性插管造影。

2. 静脉系统　采用 Seldinger 技术通过股静脉或颈内静脉穿刺插管，根据不同检查目的和治疗需要采用相应的造影导管行选择性或超选择性插管造影。

3. 门静脉系统　采用经皮经肝直接穿刺门静脉、经颈静脉途径进入肝静脉，穿刺门静脉或经脾穿刺脾静脉进入门静脉途径行直接门静脉造影；也可以采用肠系膜上动脉或腹腔干动脉途径行间接门静脉造影。

（二）造影参数选择

腹部血管造影一般采用固定采集帧率的序列采集方式，采集图像时间要求足够长，包括完整的动脉期、毛细血管期和静脉回流期等不同阶段。所用对比剂选择非离子型对比剂，如临床上常用的碘克沙醇、碘海醇、碘普罗胺注射液等，造影检查时不同的造影方式需要不同的对比剂浓度和用量。造影参数的选择需要根据造影的目的、造影导管的种类、造影导管的位置、造影导管的内径和长度、靶血管的直径、对比剂的浓度等因素设定。不同部位血管造影参数参考值见表 7-2-1。

表 7-2-1　腹部血管造影参数

检查部位	流率（ml/s）	总量（毫升/次）	压力极限（PSI）
腹主动脉	15～20	25～40	600～900
腹腔动脉	5～7	18～25	300～500
胃左动脉	2～3	4～6	200～300
肝总动脉	4～6	15～18	300～500
脾动脉	5～7	15～18	300～500
肠系膜上动脉	5～7	15～20	200～300
肠系膜下动脉	2～4	9～12	200～300
肾动脉	5～6	10～15	200～300
髂总动脉	8～10	18～20	600～900
髂内、髂外动脉	5～6	10～12	300～500
子宫动脉	3～4	6～8	200～300
下腔静脉	10～15	25～30	500～600
门静脉	7～8	10～15	200～300

（三）造影体位

腹主动脉、髂总动脉、腹腔动脉、肝动脉、脾动脉等造影常规采用正位，对于动脉瘤或血管主干相互重叠者，可选用左前或右前斜位，或适当加头位或足位，以使病变充分显示；选择性肾动脉造影在正位的基础上，加摄同侧斜位，角度为 10°～15°，以使肾动脉充分显示。下腔静脉造影常规选择正位，根据诊断目的加摄侧位和左右前斜位。

（四）图像优化措施

1. 运动干扰的对策　在腹部血管造影中，由于腹式呼吸及肠管的蠕动，容易产生运动性伪影，造成减影图像模糊，从而影响疾病的诊断。对于呼吸运动造成的伪影可以在造影前训练患者屏气，在完全屏气的状态下采集图像；对于肠管蠕动造成的伪影，可以使用抑制肠管蠕动的药物以减少肠管的蠕动。

2. 减少异物伪影　在患者进行检查前应当除去患者身上的金属异物及可能对图像质量造成影响的任何物品，同时也要注意防止患者防护用品及监护设备连线进入造影图像采集区域。

3. 肠道清洁　在腹部血管造影术前，有条件的情况下要做好肠道清洁准备，避免肠道内容物对造影图像造成影响。为防止膀胱内大量尿液（含有大量对比剂的尿液）对图像质量的影响，术前需要排空尿液，必要时可以留置尿管。

4. 药物干预的血管造影法　经肠系膜上动脉行间接门静脉造影时，为了得到高质量的门静脉图像，可以经肠系膜上动脉注入血管扩张药物，增加肠系膜上动脉血流量，同时相应地增加对比剂总量，增加门静脉显影效果。

三、特殊应用

（一）3D-DSA 技术

3D-DSA 技术是在旋转 DSA 技术基础上发展起来的一项新技术，是旋转血管造影技术、DSA 技术及计算机三维图像处理技术相结合的产物，可以清楚地显示腹腔、盆腔肿瘤的供血动脉，以及感兴趣区域的血管走行，有利于选择性和超选择性插管，提高了插管成功率。

（二）C 臂 CT 技术

C 臂 CT 是通过平板数字减影血管造影系统生成类似计算机体层摄影图像的全新成像技术。C 臂 CT 技术最早应用于神经介入，随着技术的发展，该技术开始在各类疾病治疗中发挥重要的作用，尤其是在肝动脉化疗栓塞领域有较高的临床价值，其不仅提高了肿瘤的检出率，也能够帮助确认栓塞终点。基于 C 臂 CT 技术的导航不仅可以帮助识别病灶的位置及大小，还可以帮助检测肿瘤的滋养血管，确认最终栓塞的区域，在手术过程中减少反复造影，改善并提高治疗结果。数字平板造影系统围绕患者一次自旋采集同时获得血管、骨组织及软组织结构影像在内的高数据容量的空间信息，通过后处理工作站得到 3D 及矢状位、冠状位、轴位、斜面的影像，也可以对感兴趣区域的软组织行类 CT 重建（图 7-2-1）。

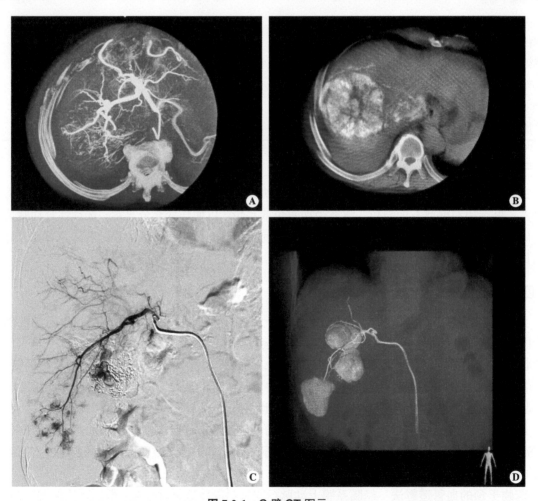

图 7-2-1 C 臂 CT 图示
A. 肝动脉造影 C 臂 CT；B. 栓塞后 C 臂 CT；C. 常规肝动脉造影；D. 模拟血管导航

四、相关病变的介入治疗

（一）腹腔血管性疾病的介入治疗

1. 肾动脉狭窄　肾动脉狭窄时，肾灌注压降低，肾血流量减少，从而造成肾素分泌增加，肾素在转化酶的作用下产生血管紧张素，导致外周平滑肌收缩，外周血管阻力增高，引起肾血管性高血压，约占高血压人群的 5%。肾血管性高血压主要由肾动脉主干或分支狭窄造成，血管狭窄解除后血压仍可恢复至正常水平。

（1）临床表现　肾血管性高血压的临床表现有以下特点：①年龄一般小于 30 岁或大于 50 岁。②长期高血压突然加剧或突发性高血压发展迅速。③多数患者可于上腹部或背部肾区听到收缩期高调、连续性杂音。

（2）检查方法　包括计算机体层血管成像（CTA）、磁共振血管成像（MRA）、DSA 肾动脉造影、超声和肾核素显像评价肾功能状态。超声检查安全、简便，是肾动脉狭窄的首选检查方法。CTA、MRA 检查肾动脉狭窄的敏感度和特异度均大于 90%，肾动脉造影至今仍为肾动脉狭窄诊断的金标准，肾动脉造影可多部位投照，能够提供病变的分布、狭窄程度、解剖特征等直观的影像，对钙化病变、支架再狭窄、肾内分支动脉狭窄等均有较好的分辨率。

（3）治疗方法

1）药物治疗：主要包括控制血压、抗血小板、降脂、控制血糖等，重点是降脂治疗。

2）外科手术治疗：为肾动脉狭窄的传统治疗方法，主要治疗手段有旁路搭桥术、肾动脉内膜切除术和自体肾移植术等，但术后并发症较多。

3）介入治疗：包括经皮腔内肾动脉成形术（PTRA）和肾动脉支架植入术（PTRAS），介入治疗具有创伤小、安全简便和效果好等优点，目前已经取代传统的外科手术，成为肾动脉狭窄的首选治疗方法。

（4）介入治疗技术

1）建立血管通道：采用 Seldinger 技术，穿刺右股动脉选择性插管至腹主动脉-肾动脉开口，建立血管通道。如肾动脉明显向足侧行走，球囊导管通过困难时，可改用上入路（腋动脉或肱动脉），可使成功率大大提高。

2）腹主动脉-肾动脉造影：可以明确有无肾动脉狭窄，了解肾动脉狭窄的部位、性质、程度和血流动力学改变，测量狭窄两端正常肾动脉管腔直径和动脉压差，从而制订最佳的治疗方案。

3）球囊扩张和肾动脉支架植入术：一般选择专用的肾动脉导引导管，对动脉明显迂曲者也可以选择长鞘导引技术。在静脉全身肝素化后，采用导管导丝配合技术，使治疗导丝（0.014inch 或 0.018inch）通过狭窄或闭塞段，直至肾动脉远端分支，这是介入治疗技术成功的关键。单纯行球囊成形术时，球囊直径的选择可以和肾动脉狭窄两端正常肾动脉直径相同或稍大；若是行支架植入前的预扩张，球囊直径的选择应小于正常肾动脉直径。肾动脉支架多采用球囊扩张式支架，支架直径应尽可能与狭窄两端正常肾动脉直径相同或稍大，长度原则上应长于狭窄段 1~2mm，对于肾动脉开口部病变，肾动脉支架内侧应进入主动脉腔内 1~2mm 为宜，支架释放前的定位十分重要，一般可采用造影法和标记法（图 7-2-2）。

2. 腹主动脉瘤　腹主动脉壁异常扩张或膨出，最大横径达到原来的 1.5 倍或超过 50%时称为腹主动脉瘤（abdominal aortic aneurysm，AAA）。腹主动脉瘤多位于肾动脉水平以下，大多数没有临床症状，如未及时诊断、治疗，预后极差。

（1）临床表现　①搏动性肿物：患者自觉脐周部有异常波动感；②疼痛：腹部、腰背部胀痛或刀割样疼痛；③压迫：压迫上腹部脏器，以胃肠道受压常见，表现为上腹部饱胀不适等；④破裂：腹主动脉瘤破裂是最严重的表现，也是本病致死的主要原因，主要表现为突发性剧烈腹痛、失血性休克等。

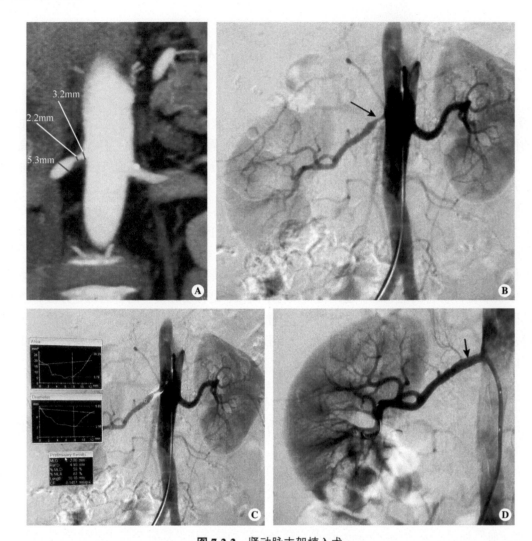

图 7-2-2　肾动脉支架植入术

A. 肾动脉狭窄术前 CTA；B. 腹主动脉-肾动脉造影；C. DSA 数据分析测量；D. 支架植入术后；图中箭头所示为肾动脉狭窄处

（2）检查方法　腹主动脉瘤的常用检查方法有超声、CTA、MRA 和血管造影等。超声的特点是无创、简便、费用低，是腹主动脉瘤筛查的常用方法；CTA 创伤小，可以精准、直观显示腹主动脉瘤的形态及测量各项数据，是腹主动脉瘤术前评估和术后复查的主要方法；MRA 相比 CTA 不需要含碘造影剂，对肾功能不全的患者是首选诊断手段；DSA 血管造影可以精准测量各种指标，指导复杂腔内手术的实施。

（3）治疗方法　主要包括开放性手术（腹主动脉瘤切除和人工血管置换）和腔内修复手术。开放性手术创伤大，风险高；腔内修复手术相比传统开放性手术创伤小、围手术期并发症少、住院时间短、术后恢复快，对患者全身情况要求相对较低。

（4）介入治疗技术　在局麻或全麻下，切开或穿刺（预置缝合器技术）双侧股动脉，植入导管鞘，引入黄金标记猪尾巴造影导管至腹主动脉肾动脉水平，行腹主动脉造影，明确动脉瘤形态、范围、近端瘤径、与肾动脉和髂动脉的关系及流出道情况，并测量相关数据。引入超硬导丝，沿导丝送入主体支架，支架的直径应较邻近正常动脉管径大 15%，以减少支架移位发生率，支架近端定位于肾动脉开口下方，调整对侧分腿支架位置及角度后，释放主体支架至分腿支架打开，保持主体支架半释放状态，经对侧股动脉引入导管导丝至分腿内，造影测量后送入分腿支架并释放，最后完全释放主体支架。支架释放后应行全面的血管造影，查看支架形态，并确认内脏动脉和髂动脉通畅，观察有无内瘘存在，必要时用顺应性球囊扩张。术后常规抗凝治疗（图 7-2-3）。

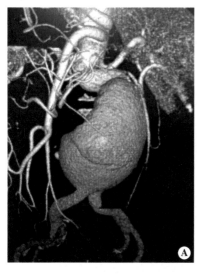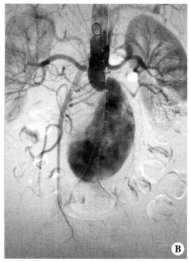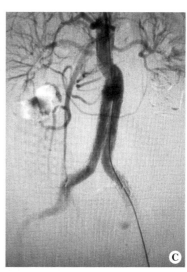

图 7-2-3 腹主动脉腔内修复术

A. 腹主动脉瘤示意图；B. 腹主动脉造影图；C. 腹主动脉支架植入术后图

3. 巴德-基亚里综合征（又称布-加综合征，Budd-Chiari syndrome，BCS） 是各种原因引起的肝静脉和（或）下腔静脉部分或完全梗阻，导致肝内血流回流障碍，从而引起门静脉和（或）下腔静脉高压临床综合征。根据病变位置的不同，可以分为下腔静脉型、肝静脉型和混合型 3 种类型。

（1）临床表现 早期症状多不典型，不同时期和不同类型的临床表现各有不同。门静脉高压的临床表现：腹胀、腹痛、肝脾肿大、顽固性腹水、脾功能亢进、消化道出血等。下腔静脉高压的临床表现：胸腹壁静脉曲张、双下肢水肿、静脉曲张、色素沉着、难愈性溃疡等。

（2）检查方法 超声是首选的检查方法，主要用于筛查、诊断和术后随访；CT 是常用的术前影像学检查方法，多平面重建对病变的显示更加直观，特别是对阻塞段近心端的显示相比 MRI 有明显优势；MRI 主要用于肝静脉型的术前检查，对于肝静脉的显示清晰，诊断率高；DSA 血管造影是诊断金标准，是介入治疗安全、成功实施的保障，优点在于病变显示清晰，诊断准确率高，空间结构显示直观，具有实时性。

（3）治疗方法 目前介入球囊成形术和支架植入术已成为首选治疗方法。

（4）介入治疗技术

1）术前准备：完善血常规、肝肾功能、电解质、凝血功能、免疫八项等术前检查，功能不全者予以纠正。完善影像学检查，初步了解病变性质和程度。根据初步治疗计划准备相关器材和药品。

2）操作过程：腹股沟区消毒、铺巾、局麻后，穿刺股静脉引入猪尾巴造影导管至闭塞段下端行下腔静脉正侧位造影，明确阻塞的位置、形状、是否合并血栓、肝静脉开口位置、隔膜有无孔道等，如下腔静脉造影显示为完全闭塞者，需分别经颈静脉和股静脉途径行下腔静脉双向造影，以了解闭塞段的范围和两端的形态、空间位置关系，提高穿刺破膜的成功率和安全性。肝静脉和副肝静脉造影应在下腔静脉造影后进行，首选经颈静脉途径逆行插管造影，逆行穿刺插管不成功者可采用经皮肝穿刺途径进行造影。血管造影后常规行狭窄或闭塞两端血管测压。穿刺开通闭塞段是介入治疗成功的关键。经导管引入破膜针，根据闭塞的空间位置关系，调整开通方向进行破膜穿刺。也可以在超声引导下进行，在闭塞对侧放置猪尾巴造影导管作为参照物可以提高安全性和穿刺成功率，破膜穿刺首选由上向下穿刺，次选由下向上穿刺，注意穿刺点应位于闭塞段血管的中心部位。穿刺成功后，应通过导管注入对比剂，观察导管是否位于下腔静脉或右心房内，确认通路正确后行跨膜造影，注意观察闭塞两端和导管的空间位置关系，并观察有无对比剂外溢。穿刺开通成功后，引入加强导丝通过闭塞段，沿导丝送入球囊导管使其骑跨于病变处进行扩张成形治疗，球囊扩张程度以狭窄切迹完全消失为止，推荐扩张 2～3 次，每次持续 1 分钟，根据患者对扩张疼痛的耐受程度可适当延长扩张时间。扩张后撤出球囊导管，行下腔静脉造影，判定球囊扩张效果。对于球囊扩张后下腔静脉回缩严重或反复复发的患者，应在球囊扩张成形术后植入自膨式血管内支架，以提高下腔静脉长期通畅率（图 7-2-4）。

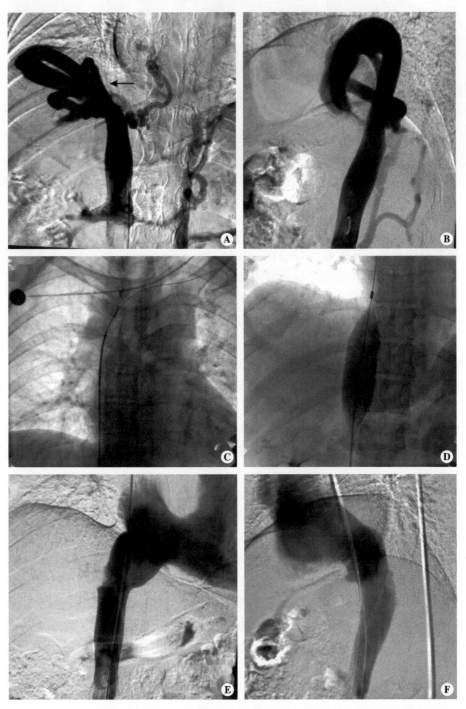

图 7-2-4　巴德-基亚里综合征介入治疗

A、B. 下腔静脉造影显示闭塞段及增粗、迂曲的侧支血管；C. 破膜成功；D. 球囊扩张；E、F. 复查造影显示下腔静脉血流通畅，侧支血管即刻闭塞、消失

　　3）术后处理：穿刺点压迫止血后，卧床 24 小时，注意监测血压、心率等生命体征，以便早期发现腹腔出血等并发症。术后如无出血并发症，即刻开始抗凝治疗，调整国际标准化比值（INR）至 2～3。术后 1、3、6、12 个月进行复查，然后每半年复查一次。

4. 下腔静脉滤器植入术 下肢深静脉血栓形成（DVT）是一种严重并具有潜在危险的疾病，一旦血栓脱落导致肺栓塞（PE），可能引起患者死亡。此病早期没有典型的临床表现和特异性的检查，容易被患者和医生忽视，下腔静脉滤器植入术是一种预防肺动脉栓塞的介入治疗技术，通过介入技术将滤器放置于下腔静脉内，使血栓不能随静脉回流至右心房造成肺动脉栓塞，随着介入放射学技术的不断进步，该技术被越来越广泛地应用于临床。

（1）临床表现 下肢深静脉血栓形成急性期主要表现为下肢肿胀、疼痛或浅静脉扩张，可伴有不同程度的全身反应，如体温升高和脉率加速等；急性肺栓塞表现为突然出现的呼吸困难、气促、胸痛、咯血、晕厥、休克等症状。

（2）检查方法

1）D-二聚体检测：在急性下肢静脉血栓形成患者中D-二聚体水平显著升高，但在有近期大手术、出血、妊娠等情况下D-二聚体水平也会明显增高，所以D-二聚体的测定对于下肢静脉血栓的诊断具有敏感性而缺乏特异性。

2）超声检查：超声诊断快捷、方便，准确率高，是临床上广泛使用的筛查诊断方法。

3）下肢静脉顺行造影：静脉造影显影直观，可有效判断有无血栓，以及血栓的范围、形态及侧支循环情况。

（3）治疗方法 下肢静脉血栓形成的治疗方法主要有抗凝治疗和介入治疗。介入治疗包括下腔静脉滤器植入术、经导管溶栓术、机械性血栓清除术、经皮腔内血管成形术等，本节主要介绍下腔静脉滤器植入术。

（4）介入治疗技术

1）术前准备：完善血常规、血型、凝血功能、超声、CT等常规检查。

2）滤器的选择：下腔静脉滤器分为可回收滤器和永久性滤器，目前临床上使用的大多数为可回收滤器，可回收滤器有一定的时效性，必须在放置后的一定时间内回收。良好的下腔静脉滤器应该具备以下标准：生物相容性好，抗腐蚀性好，能够阻止较大的血栓，不影响正常血流，操作方便，无铁磁性，放置后稳定不移位，可回收（图7-2-5）。

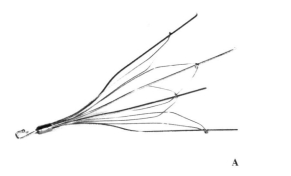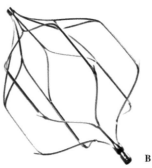

图 7-2-5 各种类型滤器
A. 伞形滤器；B. 菱形滤器

3）操作过程：根据病变部位及滤器厂家规定的操作途径，可以选择双侧股静脉或颈内静脉作为手术入路。采用Seldinger技术穿刺股静脉或颈内静脉植入导管鞘，导丝引入多侧孔造影导管，将导管送至第4腰椎水平，行下腔静脉造影，了解下腔静脉直径及双肾静脉开口部位等信息，造影后交换入滤器专用输送鞘，注意长鞘头端置于双肾静脉开口下方，根据不同的操作程序释放滤器，释放后应复查下腔静脉造影并进行后续治疗（图7-2-6）。

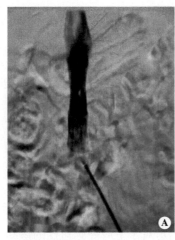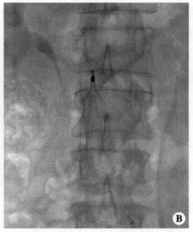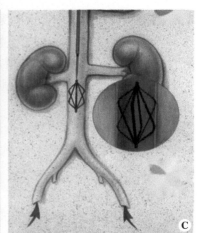

图 7-2-6 下腔静脉滤器植入

A、B. 下腔静脉滤器植入后；C. 下腔静脉滤器植入示意图

（二）腹腔肿瘤性疾病的介入治疗

1. 原发性肝癌 是起源于肝细胞的恶性肿瘤，是我国常见的恶性肿瘤之一，其病死率仅次于肺癌，近年来发病率仍有增高趋势。

（1）临床表现 肝癌早期隐匿，常无症状，多为体检发现。中晚期肝癌的临床表现主要有肝区疼痛、腹胀、食欲减退、消瘦、乏力、上腹部肿块等全身和消化道症状；肝癌转移会出现相应器官症状；肝癌破裂会出现急腹症表现。

（2）检查方法

1）甲胎蛋白（AFP）检测：对诊断有相对的特异性，如能排除妊娠、生殖细胞瘤、活动性肝病等，即可考虑肝癌的诊断。

2）影像学检查：超声可以显示肿块的大小、位置，是筛查肝癌的常用手段。CT、MRI 能够直观显示病灶形态、位置、大小、数量等，多期增强扫描表现为快进快出的模式，对诊断、疗效评价及治疗后随访有较高价值。DSA 血管造影具有特征性表现，可以显示肿瘤血管、肿瘤染色、动-静脉瘘、门静脉癌栓等。

（3）治疗 凡是具备手术指征的肝癌应以手术切除为首选，然而多数肝癌患者在临床明确诊断时已失去手术切除的机会。近年来，以肝动脉插管化疗栓塞术（TACE）治疗为主联合消融治疗、放射性粒子植入等诸多介入治疗方法的综合治疗模式，改变了以往单一治疗的格局，使预期的治疗效果更加凸显，已成为不能切除肝癌的首选治疗方法。

（4）介入治疗技术

1）TACE：是目前临床上最基本、最常用的介入治疗技术。其基本原理：①肝癌血供特点，正常肝脏血供 70%～75%来源于门静脉，25%～30%来自肝动脉，而肝癌的血供 95%～99%来自肝动脉，阻断肿瘤的供血动脉，可造成肿瘤缺血、坏死，而对于正常肝组织影响较小，是经导管肝动脉栓塞术的解剖学依据。②肝癌血管特点，肿瘤血供丰富，无库普弗细胞，缺乏吞噬功能，有利于碘化油携带化疗药物较长时间选择性沉积在肿瘤血管及组织内持续发挥作用，为经导管肝动脉栓塞肿瘤的生物学依据。

技术操作：采用 Seldinger 技术，经股动脉插管至腹腔干或肝总动脉造影，图像采集包括动脉期、实质期及门静脉期（必要时行选择性肠系膜上动脉、胃左动脉、膈动脉造影），明确肿瘤的供血动脉走行、侧支循环及有无动静脉瘘，确定肿瘤位置，了解肿瘤大小、数目、血供和侧支循环情况。①肝动脉灌注化疗（TAI）：根据肿瘤的大小、血供及患者的耐受度等情况合理选择化疗药物用量，主要用药为蒽环类、铂类，一般灌注时间不低于 20 分钟。②TACE：将化疗药物和栓塞剂混合成乳剂，经肿瘤供血动脉注入，常用栓塞剂为超液化碘油、药物洗脱微球等。栓塞全程应在影像设备监视下进行，尽量采用微导管超选择性插管，经导管缓慢、精准注入栓塞剂，在透视下依据肿瘤区碘油沉积是否浓密、瘤周门静脉小分支显影或出现反流为栓塞治疗终点，碘化油用量一般不超过 20ml。如发现有肝动-静脉瘘，可先行 PVA 颗粒、明胶海绵或弹簧圈等栓塞后，再注入栓塞剂。栓塞时应尽量栓塞肿瘤的所有供血动脉，以尽量使肿瘤去血管化。化疗栓塞结束后，再次行肝动脉造影，效果满意后拔管，穿刺点加压、止血、包扎（图 7-2-7）。

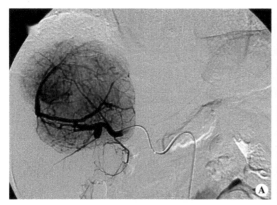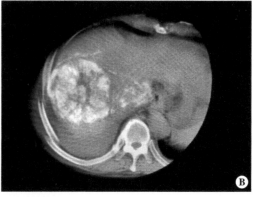

图 7-2-7　肝动脉化疗栓塞术

A. 超选择性插管造影；B. 术后锥形线束 CT（CBCT）复查碘油存积满意效果图

2）消融治疗：是指在影像设备的实时监视下，采用经皮穿刺技术，利用物理或化学的方法使恶性肿瘤组织蛋白质变性、凝固、坏死，从而使肿瘤组织"消除和融化"的一种微创手术。依据消融原理分为物理消融和化学消融，物理消融又分为热消融和冷消融，热消融常用的有射频、微波、高能聚焦超声、激光等，冷消融主要为氩氦冷冻系统。

3）放射性粒子植入：是局部治疗肝癌的一种内照射治疗方法，包括 ^{90}Y 微球疗法、^{131}I 单克隆抗体、^{125}I 粒子植入等。

2. 胆管癌　是一种起源于胆管上皮细胞的恶性肿瘤，发病率在肝脏肿瘤中仅次于原发性肝癌，包括肝内胆管癌和肝外胆管癌，尤以肝门部胆管癌多见。

（1）临床表现　早期无明显症状，当肿瘤阻塞胆道时临床表现为阻塞性黄疸，如皮肤黏膜黄染、皮肤瘙痒、白色陶土样大便、腹胀、纳差、消瘦等。

（2）检查方法

1）生化检查：胆红素及碱性磷酸酶含量升高，以直接胆红素含量升高为主，血清肿瘤标志物[癌胚抗原（CEA）、糖类抗原 19-9（CA19-9）]含量升高。

2）影像学检查：超声为首选检查方法，可以明确显示扩张的胆管；腹部 CT 可以显示肝内外扩张的胆管，CT 增强时可以显示胆管壁增厚及肿瘤强化的表现；磁共振成像（MRI）和磁共振胆胰管成像（MRCP）对鉴别胆道梗阻的良、恶性有较高的敏感性。

（3）治疗　胆管癌发病隐匿，多以黄疸症状就诊，一经发现多为中晚期，失去外科根治手术的机会，经皮肝穿刺胆道引流术能够缓解或解除胆管癌引起的黄疸症状，减少胆道感染及肝功能损害，同时可以针对病因进行抗肿瘤治疗，如选择性肝动脉化疗栓塞及放射性粒子植入等治疗，已成为临床上重要的治疗手段。

（4）介入治疗技术

1）经皮肝穿刺胆道引流术和胆道支架植入术：解除胆道梗阻是胆管癌治疗的关键，经皮肝穿刺胆道引流术分为单纯外引流术和内外引流术。单纯外引流术是将胆汁引流至体外，虽能缓解黄疸，但易造成体液、电解质和消化液的丢失，系非不得已而使用；或难以打通胆道梗阻时暂时引流，便于消除淤胆，为进一步治疗做准备；或作为晚期患者的姑息性治疗手段，与内支架配合使用。内外引流术可迅速有效地缓解恶性肿瘤引起的阻塞性黄疸及其症状，避免了胆汁丧失，恢复了胆汁的生理走行，保证了患者的营养状态和体液平衡。经皮经肝胆管支架植入术在缓解黄疸症状上与内外引流术无明显差异，其主要优点在于维持了正常胆汁的肠肝循环，可防止水电解质紊乱，较易护理，患者没有长期携带体外引流管（袋）所产生的心理负担，减少了引流管（袋）给患者带来的诸多不便和感染机会，进一步提高了患者的生存质量，并为下一步针对肿瘤的治疗创造了机会和提供了新的治疗途径。

技术操作：在透视下取右腋中线肋膈角下 2 个肋间隙，常为第 8～10 肋间隙，选择最佳穿刺点，注意穿刺点在肋骨上缘，以免损伤肋间神经血管。穿刺针水平刺向第 11 胸椎右侧缘 1～2cm 处，抽出针芯，边回抽边缓慢退针至有胆汁抽出，注入少量对比剂证实穿入胆管内并确定该胆管是合适的穿刺点，为提高穿刺成功率也可以在超声引导下进行穿刺，穿刺成功并引流减压后再次造影确定肝内胆管扩张程度、梗阻部位及范围，利用导丝导管配合技术尝试探查通过梗阻段，如不能通过梗阻段，则直接引入外引流管；如可越过梗阻段，则送入内外引流管或胆道支架。送入引流管时应注意引流管的侧孔应分别置于梗阻段两端的胆管内，避免留置于肝实质内，以防引流管侧孔与肝内小血管相沟通引起出血（图 7-2-8）。

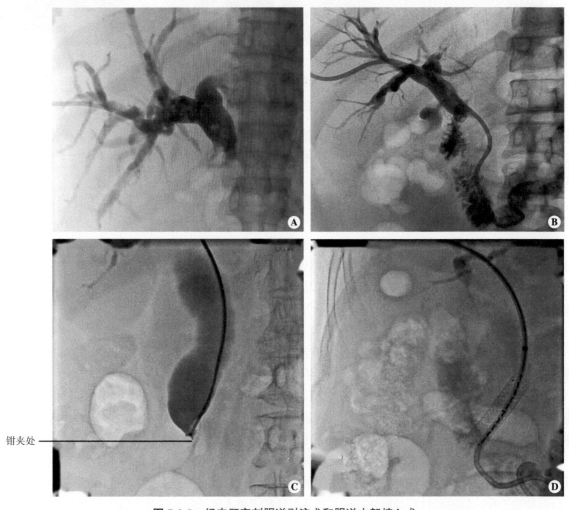

图 7-2-8　经皮肝穿刺胆道引流术和胆道支架植入术
A. 单纯外引流术；B. 内外引流术；C. 胆道钳夹活检术；D. 胆道支架植入术联合粒子植入

术后密切观察患者的生命体征，引流导管的通畅性、引流物的色泽、胆汁量，发现异常及时对症处理。常见并发症有胆道出血、感染、支架脱落、胆管瘘、再狭窄等。

2）针对病因的抗肿瘤治疗技术：抗肿瘤治疗的目的主要是控制肿瘤进展，主要治疗方法包括肝动脉化疗栓塞术、放射性粒子植入内照射治疗（图 7-2-8D）等。

3. 肝血管瘤　是肝脏最常见的良性肿瘤，大多数为海绵状血管瘤，好发于 30～50 岁，以女性常见，多数生长缓慢，无恶变倾向。

（1）临床表现　早期一般没有临床表现，多在体检时发现，随着瘤体增大可能出现腹部隐痛、饱胀等症状。肝血管瘤破裂导致大出血是危及生命的严重并发症。

（2）检查方法　肝血管瘤的诊断主要依靠影像学检查，超声检查为常用检查方法，其敏感性高。CT 和 MR 增强扫描具有一定的特征性，早期病灶边缘结节样强化，延迟期逐渐向中心强化为其特征性表现。动脉造影有明显的特征性：动脉早期即可见周边部多发血窦或较大的"血管湖"显影，呈"树上挂果"征，随时间的延长，从周边向中心逐渐显示更多的血窦或血管湖，一直持续至静脉期甚至静脉后期仍不排空，即所谓"早出晚归"征。血窦显影通常呈环形或 C 形，肿瘤较大者可见供血动脉增粗和周围血管受压、移位。

（3）治疗方法　传统的治疗方法是外科手术治疗，相比介入治疗其创伤大、恢复慢，临床上现多采用介入治疗。肝血管瘤的介入治疗技术主要包括肝动脉栓塞术和消融术等。

（4）介入治疗技术　肝血管瘤的介入治疗方式主要是肝动脉栓塞术。其适应证尚无统一标准，一般认为有症状者、破裂出血者、肿块直径大于 5cm 者、肿瘤有增大趋势者或肿块位于肝包膜下有可能在外力下破裂者为其适应证。总体来说，肝动脉栓塞治疗肝血管瘤无绝对禁忌证，但严重肝、肾功能不全者慎用。一般病变较小且趋于稳定，无临床症状者可临床观察，暂不处理。肝动脉栓塞时常规先行肝动脉造影，了解肝血管瘤的数目、大小、位置、血供情况，根据造影所见，将导管超选择性插管至肿瘤靶血管，并注射适量的药物和栓塞剂，达到破坏血窦内皮细胞和闭塞血窦的目的。常用的栓塞药物有平阳霉素与超液化碘化油乳剂、明胶海绵颗粒等。术后可有低热、局部不适及恶心等反应，对症处理多可恢复正常（图 7-2-9）。

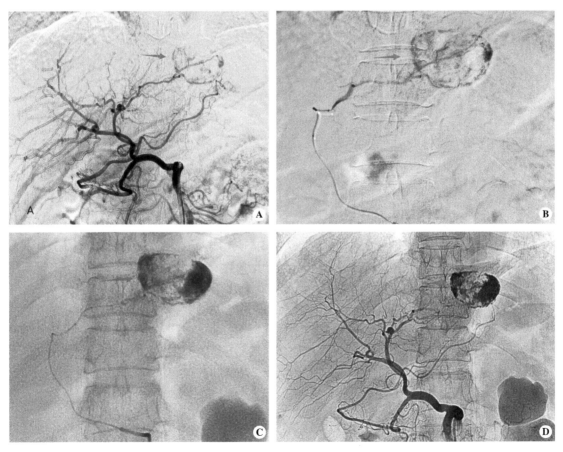

图 7-2-9　肝血管瘤栓塞治疗
A. 肝动脉造影；B. 超选择性插管造影；C. 碘油乳剂栓塞；D. 栓塞后复查造影；箭头所示为肝血管瘤

4. 子宫肌瘤 亦称子宫平滑肌瘤，由子宫平滑肌和纤维结缔组织组成，是女性生殖器官中最常见的一种良性肿瘤，好发于中年女性。根据肌瘤的生长部位，分为黏膜下、浆膜下、肌壁间三种类型。

（1）临床表现 与肌瘤的大小、部位有关，可表现为月经量增多、月经周期延长、阴道出血、不孕症、尿频、尿急，以及尿潴留、贫血、腰骶部疼痛等，极少数可致癌变。

（2）检查方法 妇科检查可以了解子宫及肿块的大小、质地、是否有粘连及宫颈口的情况。影像学检查主要有超声、MRI 等。超声是诊断子宫肌瘤最常用的方法，可以明确显示肌瘤大小和部位，有较高的敏感性和特异性。MRI 对盆腔软组织有较高的分辨率，能够准确显示肌瘤的大小、形态、与周围脏器的关系，还可以判断有无恶变倾向，是诊断子宫肌瘤最有价值的影像学检查方法。

（3）治疗方法 传统的治疗方法有药物治疗和手术切除治疗。药物治疗使用女性激素抑制剂，用药期间可使肌瘤缩小，月经恢复正常，但停药后肌瘤又复发增大，月经重新出现紊乱，疗效不稳定，另外长期服用性激素抑制剂可产生绝经期症状。手术治疗包括手术切除子宫或肌瘤挖除术，这种治疗方法创伤大、恢复慢，部分患者还要切除子宫或卵巢，导致生存质量下降，或因恐惧或抗拒手术切除而无法得到及时治疗。子宫动脉栓塞术微创、高效，能够最大限度保留器官功能，已成为一种重要的临床治疗手段。

（4）介入治疗技术 子宫动脉栓塞术的治疗原理：子宫动脉的栓塞可以阻断子宫肌瘤的血供，使肌瘤去血管化，并因缺血、缺氧促使平滑肌细胞变性、坏死、萎缩，获得与外科手术相似的效果。

技术操作：股动脉穿刺插管，在导丝引导下，将导管超选择性插管至髂内及子宫动脉造影，明确肌瘤大小、多少及供血动脉，并行栓塞治疗，栓塞剂主要选择 PVA 颗粒、微球等，多数采用双侧子宫动脉栓塞方法。对于卵巢动脉参与供血者，需要根据患者年龄及对生育的要求来决定是否同时栓塞卵巢动脉（图 7-2-10）。

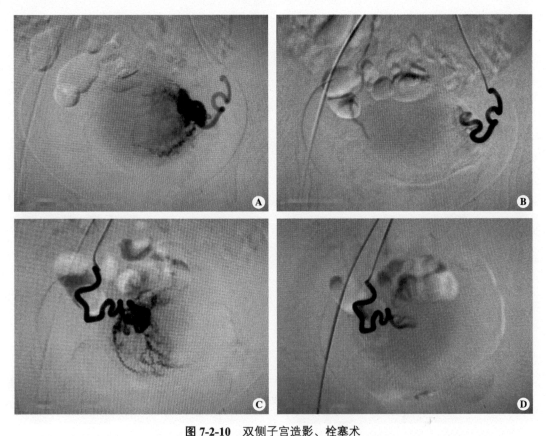

图 7-2-10 双侧子宫造影、栓塞术

A. 左侧子宫动脉造影；B. 左侧子宫动脉栓塞后造影；C. 右侧子宫动脉造影；D. 右侧子宫动脉栓塞后造影

（三）出血性疾病的介入治疗

1. 消化道出血 是临床上常见的危急重症之一，常见消化道出血以十二指肠悬韧带（屈氏韧带）为界，分为上消化道出血和下消化道出血。

（1）临床表现 与出血的部位和单位时间出血量有关，常表现为呕血、便血、休克等症状。

（2）检查方法 消化道出血的检查方法主要有内镜检查、放射性核素显像、增强 CT 和血管造影等。血管造影对于消化道出血有着特殊的诊断和治疗价值，当胃肠出血速度为 0.5ml/min 以上时，可通过血管造影进行证实，造影剂外溢为消化道出血的直接征象，间接征象为原发病的血管造影表现，如局部血管密集、粗细不均，小静脉及毛细血管迂曲、扩张，肿瘤血管，肿瘤染色，畸形血管团、血管痉挛及动脉瘤等（图 7-2-11）。

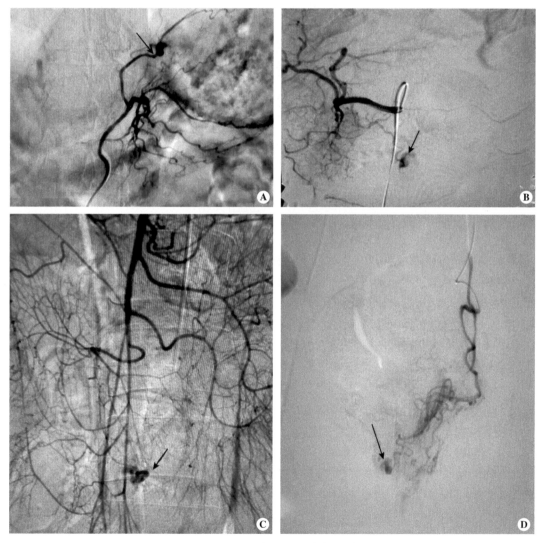

图 7-2-11 消化道出血动脉造影

A. 胃底贲门部肿瘤出血（箭头处）；B. 胃窦部溃疡出血（箭头处）；C. 小肠炎症出血（箭头处）；D. 直肠息肉出血（箭头处）

（3）治疗方法 传统治疗方法为内科保守治疗和外科手术治疗，内科保守治疗往往效果欠佳，而外科手术损伤大，甚至手术中可能找不到出血部位，手术风险较高。介入治疗包括血管造影和经导管栓塞治疗，不但可以较快查明出血原因、出血部位，而且能达到即刻止血的效果，该方法简便，止血迅速有效，也可在造影明确出血部位后行手术治疗，已成为临床上一种重要的治疗方法。

（4）介入治疗技术 操作技术：迅速穿刺建立血管通道，根据不同出血征象选择相应靶血管进行血管造影。一般上消化道出血选择腹腔动脉、肝总动脉、肠系膜上动脉、胃左动脉、胃右动脉、胃十二肠动脉及脾动脉等相关动脉造影；下消化道出血选择肠系膜上动脉、肠系膜下动脉及双侧髂动脉等进行造影，血管造影后应仔细分析出血动脉的走行、分支、直径、血流动力学改变及侧支循环情况，并进行相应的超选择性插管栓塞治疗，常用的栓塞材料是明胶海绵和弹簧圈。栓塞止血的机制在于栓塞出血动脉，使远端压力降低，血流减慢，进而启动内、外凝血机制达到止血目的，术中要严格注意栓塞水平及栓塞范围，防止栓塞剂反流（图 7-2-12）。

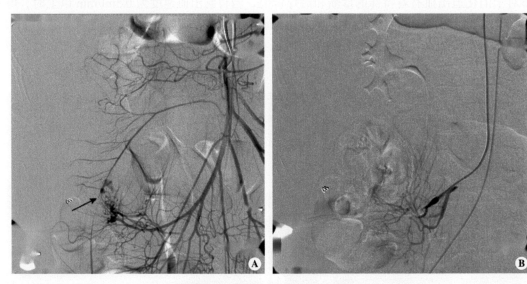

图 7-2-12　回盲部出血介入治疗
A. 动脉造影可见造影剂外溢（箭头处）；B. 栓塞后

2. 产后出血　是分娩期严重并发症，可迅速发生失血性休克，病死率极高，休克重且持续时间长者，即使获救仍有可能发生严重的继发性垂体前叶功能减退综合症。

（1）治疗　治疗原则是针对病因迅速止血，补充血容量，纠正休克及预防感染。大部分的产后出血经保守治疗可治愈，但少数难治性产后出血患者，为挽救生命需行子宫切除术，患者由于丧失了生育能力，对其造成巨大的生理和心理伤害。子宫动脉的栓塞治疗可以达到既止血又保留子宫的双重目的，已成为目前控制妇产科大出血的首选治疗方法。

（2）介入治疗技术　以快速栓塞出血动脉，尽快止血为主要目的。股动脉穿刺插管，在导丝引导下，利用成袢技术将导管超选择性插管至双侧髂内及子宫动脉造影，寻找出血部位，了解靶血管直径、分支、血流动力学及侧支循环情况；根据靶血管的部位、管腔的粗细、出血量及病变的性质不同，选用相适应的栓塞剂，包括明胶海绵颗粒、PVA 颗粒、微弹簧圈等。栓塞技术分为髂内动脉主干栓塞和子宫动脉栓塞，前者操作简单，时间短，但易导致异位栓塞，可在子宫动脉开口迂曲、变异，超选择性插管困难及患者病情危重的情况下选择；后者为超选择性栓塞，并发症少，是产后出血首选栓塞方法。造影证实栓塞效果满意后，撤出导管、穿刺部位止血、加压包扎（图 7-2-13）。

（四）肝硬化的综合介入治疗

1. 经颈静脉肝内门腔静脉分流术（transjugular intrahepatic portosystemic shunt，TIPS）　是用于治疗肝硬化门静脉高压的一项介入治疗技术，是指经颈静脉入路，通过上腔静脉、右心房、下腔静脉插管途径至肝静脉，并由肝静脉穿刺进入肝内门静脉内，建立肝静脉与门静脉之间的人工分流通道（支架植入），将门静脉的血流直接分流至下腔静脉，从而降低门静脉压力，达到治疗和预防食管胃底静脉曲张破裂出血和顽固性腹水等门静脉高压并发症的目的（图 7-2-14）。

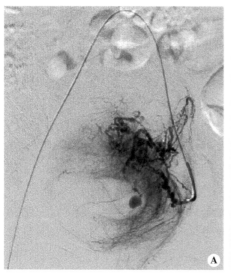
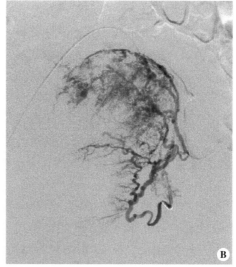

图 7-2-13 产后出血造影表现
A. 弥漫性出血并假性动脉瘤形成；B. 子宫动脉末梢弥漫性出血

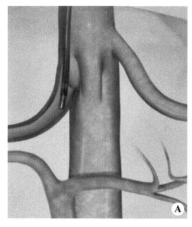
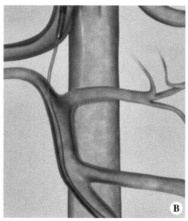
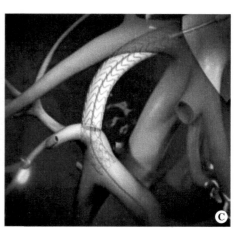

图 7-2-14 TIPS 示意图
A、B. 经肝静脉穿刺；C. 穿刺通道支架植入

（1）临床表现 门静脉高压是一组以门静脉内血流压力增高为主要特征的临床综合征，主要表现为脾大、脾功能亢进、腹腔积液、食管胃底静脉曲张、上消化道出血、门静脉高压性胃病、肝性脑病等症状。门静脉压力正常为 13～24cmH$_2$O，平均为 18cmH$_2$O，门静脉压力高于 24cmH$_2$O 则提示门静脉高压。

（2）治疗方法 目前临床上对门静脉高压的治疗多为对症治疗，药物治疗疗效有限；内镜下注射硬化剂及套扎术是食管静脉曲张的首选治疗方法，但不能从根本上解除门静脉高压，复发率较高；外科分流术、断流术解除门静脉高压疗效确切，但手术创伤大、风险高、并发症多，且多数上消化道出血患者情况危急，不具备外科手术条件。经颈静脉肝内门腔静脉分流术创伤小，并发症少，可以迅速有效地降低门静脉压力，控制出血，消除腹腔积液，是门静脉高压的理想治疗技术。

（3）介入治疗技术

1）颈内静脉穿刺术：患者仰卧于操作台上，头偏向左侧，以右侧胸锁乳突肌中点的外缘为中心，常规消毒铺巾，并用 2% 利多卡因行局部麻醉，穿刺针呈负压状态以 45° 进针，针尖指向同侧乳头方向，进针深度 3～5cm。穿刺成功后用导管配合导丝，将导丝送入下腔静脉内，用扩张鞘扩张穿刺通路，将穿刺系统内的静脉长鞘通过导丝送入下腔静脉、肝静脉内，一般选择肝右静脉或肝中静脉。

2）门静脉穿刺术：经肝静脉内长鞘行肝静脉造影，并确定肝静脉侧穿刺点，一般选择距肝静脉开口 2cm 左右。门静脉穿刺点根据术前影像学资料及术中间接门静脉造影确定（一般选择距离最短、弯曲角度最小的门静脉分支）。根据选定的穿刺点调整穿刺针的角度和方向进行穿刺。穿刺入门静脉后，造影确定并了解穿入门静脉的部位，判断位置无误后将超滑导丝送入门静脉主干内，交换入猪尾巴导管行门静脉造影并测压。术中如门静脉穿刺困难，可利用超声引导穿刺。

3）分流道扩张术：门静脉造影后，将超硬导丝引入肠系膜上静脉或脾静脉内，沿该导丝送入直径 8mm、长度 60～80mm 的球囊导管对分流道进行扩张，以球囊上最初扩张时出现的压迹估计穿刺通道的距离，结合血管造影情况确定支架的长度，完全扩张分流道后需观察患者的心率、血压，无异常后撤出球囊导管。

4）支架植入术：分流道完全扩张后，沿超硬导丝送入支架输送系统，根据定位精确释放支架，通常选用直径 8～10mm、长度 60～80mm 的自膨式金属支架，支架的两端应分别突入肝静脉和门静脉一定距离，通常门静脉端突入 1～2cm，肝静脉端尽可能覆盖至肝静脉近心端，如使用 TIPS 专用支架，应将支架远端裸露与覆膜交界部置于门静脉穿刺入口处，近心端应达到肝静脉下腔静脉入口处，同时避免支架过度进入下腔静脉。支架植入后再次行门静脉造影并测压（图 7-2-15）。

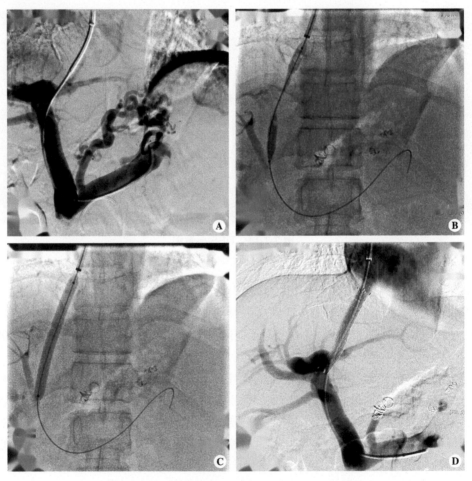

图 7-2-15 经颈静脉肝内门腔静脉分流术手术操作
A. 门静脉穿刺成功后造影；B、C. 球囊扩张穿刺通道；D. 侧支血管栓塞后及支架植入后造影

5）食管下段胃底静脉曲张硬化栓塞术：为达到立即止血或降低上消化道再次出血的风险，可在术中同时行食管下段胃底静脉曲张硬化栓塞治疗。依据门静脉造影，经 TIPS 入路在导丝引导下将导管超选择性插管至曲张静脉内，选择弹簧圈、无水乙醇或栓塞胶进行栓塞、硬化。

2. 经皮经肝食管胃底静脉曲张栓塞联合脾动脉栓塞术（percutaneous transhepatic variceal embolization，PTVE）　是指经皮经肝途径直接穿刺肝内门静脉分支，行门静脉造影并超选择性插管至食管胃底曲张静脉硬化栓塞，从而达到治疗门静脉高压引起的食管胃底静脉曲张破裂出血的一种介入治疗方法。PTVE不仅能够治疗食管静脉曲张出血，同时能够治疗内镜不能治疗的胃静脉曲张出血，其止血成功率高，效果不低于内镜下治疗。因其栓塞治疗并未降低门静脉压力，侧支循环可重新建立，导致再发出血，所以中远期疗效欠佳。

3. 部分性脾动脉栓塞术（partial splenic embolization，PSE）　通过栓塞部分脾动脉分支，使其供应的脾组织发生缺血梗死，继而出现纤维化，使脾体积缩小，从而减少了正常血细胞在脾脏中的破坏，外周血常规异常情况好转，并保留部分脾脏功能。部分性脾动脉栓塞术是目前公认的治疗脾功能亢进的首选方法。术后脾静脉回流量减少，直接减少了门静脉血流量，降低了门静脉压力，对控制食管胃底静脉曲张出血、腹水、门静脉高压性胃病等均有作用。

经皮经肝食管胃底静脉曲张栓塞联合脾动脉栓塞术在一次治疗中，既硬化栓塞了出血的食管胃底曲张静脉，又通过栓塞部分脾动脉分支达到了增加肝动脉有效灌注、减少血细胞在脾脏的破坏、减少门静脉血流、降低门静脉压力的作用，起到了控制出血、消除脾亢进、控制腹水、改善肝功能和肝性脑病的联合作用。该联合治疗技术操作简便、创伤小、并发症少，近中期疗效显著。

操作技术叙述如下。

（1）经皮经肝食管胃底静脉曲张栓塞术　依据导向设备不同分为 X 线导向下和超声引导下两种方法。患者取仰卧位，右手抱头，常规心电、血压监护，透视下确定穿刺点，穿刺点一般选择右侧腋中线第 7～9 肋间，穿刺点消毒、铺巾后，用微穿刺针在患者屏气状态下经确定的穿刺点向第 11 胸椎方向穿刺进针，针尖至椎体右侧 3cm 处停止，退出针芯，嘱患者平静呼吸，穿刺针连接注射器，负压下缓慢推针，直至抽出血液为止，经穿刺针推注适量对比剂证实穿刺入门静脉内后，送入微导丝至门静脉主干，交换入穿刺扩张套管系统，建立体外至门静脉通道，也可以选择在超声引导下穿刺门静脉，超声具有实时监视的特点，穿刺成功率高，并发症更少。通路建立后将导管插入脾静脉近脾门处行直接门静脉造影及测压，根据造影表现，选择合适导管超选择插管至曲张静脉内，再次造影了解曲张静脉管径、流速及方向，然后注入硬化剂、栓塞胶或弹簧圈进行硬化栓塞。栓塞完毕后复查门静脉造影，确定所有曲张静脉完全栓塞。为避免门静脉穿刺通道出血，需要封闭穿刺通道，一般将导管退至门静脉穿刺点外肝实质内开始用明胶海绵、弹簧圈或栓塞胶栓塞通道（图 7-2-16）。

（2）部分性脾动脉栓塞术　采用 Seldinger 技术经皮股动脉穿刺行腹腔动脉造影，确定脾动脉走行，在超滑导丝的协助下，尽可能将导管超选择性插入脾动脉靠近脾门造影，确定脾动脉分支、脾脏大小及静脉回流情况。常用的栓塞剂为明胶海绵或 PVA 颗粒，可以使用明胶海绵颗粒随血流漂至脾周行周围皮质栓塞，也可用明胶海绵颗粒或小条栓塞脾下极脾段动脉，使脾段楔形梗死，栓塞后造影复查，栓塞范围若不够，可再次补充栓塞，直到满意为止。门静脉高压脾动脉栓塞程度一般控制在 60%～80%（图 7-2-17）。

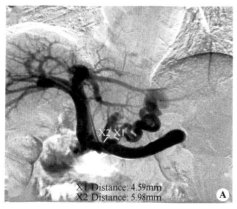

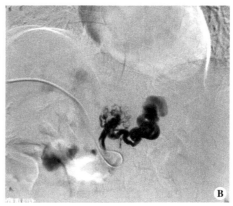

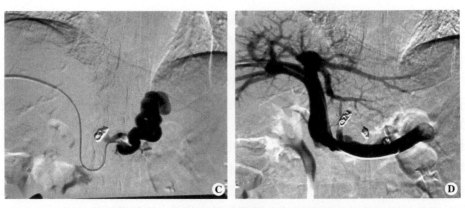

图 7-2-16　经皮经肝食管胃底静脉曲张栓塞术
A. 直接门静脉造影；B、C. 静脉曲张插管造影；D. 静脉曲张栓塞后复查门静脉造影

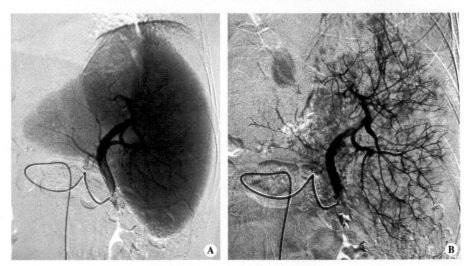

图 7-2-17　部分性脾动脉栓塞术
A. 栓塞前脾动脉造影；B. 栓塞后脾动脉造影

（徐明洲）

第8章
四肢血管的介入诊疗技术

学习目标

1. 掌握四肢血管的起始位置与分支。
2. 掌握四肢血管的造影参数和造影技术。
3. 掌握四肢血管DSA图像处理。
4. 熟悉四肢血管相关疾病的介入治疗。

第1节　四肢血管解剖

一、上 肢 血 管

（一）动脉系统

上肢动脉血管（图8-1-1）主要分支有腋动脉、肱动脉、桡动脉、尺动脉、掌浅弓和掌深弓，以及其他的分支动脉。

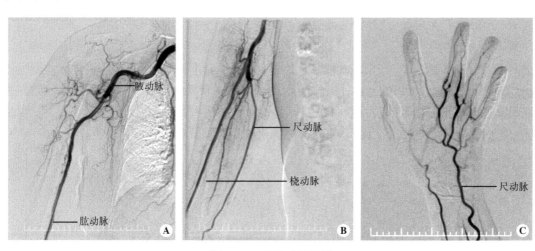

图 8-1-1　上肢动脉造影
A. 腋动脉及其分支；B. 尺动脉、桡动脉；C. 尺动脉

1. 腋动脉　是上肢动脉的起始动脉，于第1肋的外侧缘延续锁骨下动脉，在腋窝深部走行，主要有6个分支动脉：胸上动脉、胸肩峰动脉、胸外侧动脉、旋肱前动脉、旋肱后动脉、肩胛下动脉，其分支主要供应肩肌、胸肌、背阔肌和乳房等部位，腋动脉经腋窝至大圆肌下缘移行为肱动脉。

2. 肱动脉　是腋动脉的直接延续，于肱二头肌内侧下行至肘窝，在肘部以肱二头肌为标志，肱动脉在其内侧，有两条静脉伴行，肱动脉位置比较表浅，可触知其搏动，当前臂和手部出血时，可在臂中部将肱动脉压向肱骨以暂时止血。肱动脉的主要有4条分支血管：肱深动脉、肱骨滋养动脉、尺骨上副动脉、尺骨下副动脉。其中肱深动脉是肱动脉的主要分支，肱深动脉斜向后外侧，伴桡神经行于桡神经沟，分支营养肱骨和肱三头肌，其终末支参与肘关节网构成。肱动脉沿肱二头肌内侧沟与正中神经伴行，平桡骨颈高度分为桡动脉和尺动脉。

3. 桡动脉 在前臂桡侧与桡骨平行下降，上段位于肱桡肌的深面，下段在肱桡肌腱与桡侧腕屈肌腱之间下行，至桡骨下端绕桡骨茎突至手背，分成掌深支和掌浅支两支血管，掌深支为桡动脉的延续，穿第1掌骨间隙到手掌，进入掌深部，分出拇主要动脉后，与尺动脉掌深支吻合成掌深弓，掌浅支转向手掌处，与尺动脉浅支吻合形成掌浅弓。在腕部于皮下，桡动脉下段因仅被皮肤和筋膜遮盖可摸到搏动，为临床摸脉部位或者桡动脉穿刺位置。也有少数人桡动脉变异，其下段走行于桡骨背面，中医上称反关脉，桡动脉在行程中还发出参与肘关节网和营养前臂肌的血管。

4. 尺动脉 较桡动脉粗大，在前臂尺侧腕屈肌和指浅屈肌之间下行，入手掌于豌豆骨水平分深、浅两支。掌浅支为尺动脉的延续，其终支与桡动脉的掌浅支吻合成掌浅弓。掌深支是尺动脉的主要分支，它与桡动脉的掌深支吻合组成掌深弓。尺动脉在行程中还分支有骨间总动脉，骨间总动脉平桡骨粗隆高度分为骨间浅动脉和骨间后动脉，这两个动脉的末端分支参与腕背侧动脉网血供。

5. 手部动脉 手部的血供主要来自尺动脉和桡动脉的终末分支。主要由掌深弓和掌浅弓及其他辅助动脉组成。掌浅弓由尺动脉末端与桡动脉的掌浅支吻合而成，位于弓的凸缘约平掌骨中部，掌腱膜的深面。从掌浅弓发出一条小指尺掌侧动脉和三条指掌侧总动脉，其中，三条指掌侧总动脉行至掌指关节附近，每条再分为两条指掌侧固有动脉，分别分布至第二至第五指相对缘，小指尺掌侧动脉分布于小指掌面尺侧缘。掌深弓由桡动脉掌深支和尺动脉掌深支吻合而成，位于屈指肌腱深面，弓的凸缘在掌浅弓的近侧，约平腕掌关节高度，弓发出三条掌心动脉，行程至掌指关节附近，分别延续至相应的指掌侧总动脉。

（二）静脉系统

上肢静脉（图 8-1-2）分为浅静脉与深静脉两组系统，二者之间通过属支相互沟通。浅静脉位于皮下浅筋膜下，不与动脉伴行，主要包括头静脉、贵要静脉及正中静脉，用于收集上肢浅表皮肤等部位的血液，临床上常用于浅静脉采血、抽血、注射及外周中心静脉导管（PICC）置管等。深静脉位于深筋膜下，与上肢同名动脉伴行，也称并行静脉，常为两条静脉于同名动脉两侧伴行，主要包括腋静脉、肱静脉、尺静脉及桡静脉，用于收集同名动脉分布周围的静脉血，深浅静脉汇合至腋静脉。此外，深静脉的瓣膜数量较浅静脉多。上肢静脉的病理改变可能与多种疾病有关。例如，血栓性静脉炎可能导致血管壁炎症和血栓形成，影响血液回流。此外，肿瘤或其他占位性病变也可能压迫或浸润血管，导致血流受阻或异常。因此，了解上肢静脉的解剖结构和生理功能对于预防和治疗相关疾病具有重要意义。

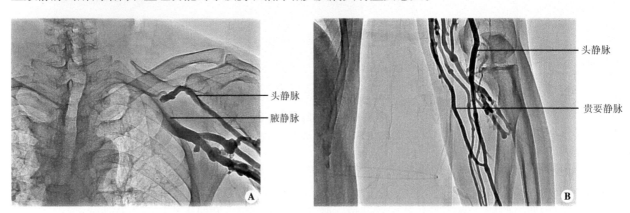

图 8-1-2　上肢静脉
A. 头静脉、腋静脉；B. 头静脉、贵要静脉

1. 浅静脉

（1）头静脉　起自手背静脉网，沿前臂及上臂的浅筋膜内上行，于肘部转至深筋膜深面，沿肱骨内侧上行，至三角肌止点处穿过深筋膜，进入腋窝，向前绕过锁骨，沿胸锁乳突肌前缘斜行，抵达下颌角

水平，穿颈外静脉末端注入锁骨下静脉或腋静脉。

（2）贵要静脉 起自手背静脉网的尺侧，沿前臂及上臂的浅筋膜内上行，至肘部转至深筋膜深面，沿肱骨内侧上行，至三角肌止点处穿过深筋膜进入腋窝，在腋窝内与头静脉汇合成腋静脉。

（3）肘正中静脉 粗而短，变异较多。位于肘窝处，自贵要静脉和头静脉的连接处开始，向内至肘窝底与肱静脉和尺静脉形成吻合支，并在此与贵要静脉和头静脉相连。

2. 深静脉

（1）腋静脉 在腋动脉的前内侧走行，在第 1 肋外侧缘汇续于锁骨下静脉。

（2）肱静脉 于肱动脉的两侧伴行，在肘窝上方通常有两条肱静脉相连接。

（3）尺静脉和桡静脉 尺静脉和桡静脉分别与尺动脉和桡动脉伴行，并在肘部汇合形成肱静脉。

二、下 肢 血 管

（一）动脉系统

下肢动脉（图 8-1-3）主要是髂外动脉的延续。股动脉于膝关节水平又续延移行为腘动脉，腘动脉发出小腿部动脉和足部动脉，包括胫前动脉、胫后动脉及足部动脉。

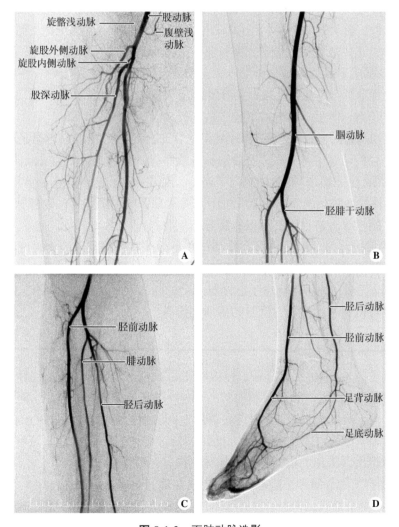

图 8-1-3 下肢动脉造影

A. 股深动脉及其分支；B. 腘动脉及其分支；C. 胫、腓动脉；D. 足动脉

1. 股动脉 是下肢动脉的主干，为髂外动脉的延续，起始于腹股沟韧带中点的后方，介入手术穿刺点常选择腹股沟韧带股动脉搏动最明显点下方 1.5～2.0cm 处，股动脉在股三角内向下走行进入收肌管，出收肌腱裂孔至腘窝，移行为腘动脉。股动脉在腹股沟韧带下方 2～5cm 处发出股深动脉，股动脉是下肢最主要的供血动脉。股深动脉发出旋股内、旋股外动脉及穿支动脉。当股动脉出现闭塞时，下肢的血供主要靠股深动脉及其侧支循环代偿。股动脉是介入手术中最常用的动脉，包括动脉造影、切开取栓、动脉腔内支架、球囊扩张等相关下肢血管手术。

（1）股深动脉 是股动脉的最大分支血管，起自股动脉后外侧壁，行程中发出旋股内动脉、旋股外动脉以及穿支动脉，分布于大腿肌肉和股骨，是大腿部肿瘤介入治疗中主要的栓塞责任动脉。

（2）旋股外动脉 大多数起自股深动脉上端外侧壁，分支有升支和降支，降支向下参与膝关节动脉网的形成。

（3）旋股内动脉 主要起自股深动脉上部后内侧壁，分支血管供应髋臼和股骨头。

2. 腘动脉 股动脉进入腘窝后移行为腘动脉，是腘窝内最深的结构，紧贴关节囊走行，腘动脉发出五个分支供应膝关节囊和韧带，包括膝上外侧动脉、膝上内侧动脉、膝中动脉、膝下内侧动脉和膝下外侧动脉。腘动脉以膝关节为中心，又分为三个分段，即 P_1 段、P_2 段和 P_3 段，此分段对于下肢动脉介入手术的支架释放定位有重要意义，P_1 段以上可以安放支架，P_2、P_3 段建议以球囊扩张为主，因为由于膝关节的运动，可能会造成支架的扭曲或者折断，而且狭窄率相对较高，因此下肢介入手术中建议避开此区域安放支架。此外，腘动脉是连接大腿和小腿血管之间的桥梁，此部位侧支循环较少，心源性血栓脱落后常阻塞该血管，造成急性动脉栓塞，需行急诊手术将该段动脉修复，尽快恢复患者下肢血流。

3. 胫前动脉 在腘肌下缘处由腘动脉发出，向前穿骨间膜处至小腿上端，在胫骨前内侧下行至踝关节前方，移行为足背动脉。胫前动脉在踝关节附近，分出内踝前动脉和外踝前动脉，此外胫前动脉沿途分支还发出胫前返动脉、胫后返动脉和其他一些穿支动脉。

4. 胫后动脉 是腘动脉的直接延续，于小腿后区深部走行，经内踝后转至足底，分为足底内侧动脉和足底外侧动脉。胫后动脉主要分支还有腓动脉、旋腓骨动脉和其他交通支及肌支。

5. 腓动脉 由胫腓干发出，沿腓骨内侧向下走行，在外踝后止于外踝支，参与踝关节的血液供应。

在下肢急性、慢性缺血的情况下，以上三条动脉通常是下肢动脉搭桥和动静脉吻合部位，三条动脉中只要有一条通畅，则意味着缺血下肢可以有缓解和保肢的可能性。

6. 足部动脉 为胫前动脉、胫后动脉和腓动脉在足部的移行终支，分为足底动脉和足背动脉，其中足底动脉主要来自胫后动脉，足背动脉是经前动脉的直接延续，二者通过足底弓支吻合。在介入手术前后，足背动脉的搏动强弱往往可以衡量下肢动脉术后的血流恢复情况，此外介入术后穿刺点的压迫止血力度是否过度，也可以通过触摸足背动脉的搏动来指导。

（二）静脉系统

下肢的静脉系统（图 8-1-4）根据其在人体内深度的不同，分为深静脉、浅静脉和两者之间的交通静脉。下肢静脉内有丰富的瓣膜，该瓣膜单向向心开放，可防止静脉血逆流，从而保证下肢静脉回流的方向都是自下而上，向心房方向流动，深静脉是静脉血回心血流的主干，多数行走于肌肉间隙，并且位置深，一般无法在体表看见。与之相比，浅静脉因其多走行于皮下，较表浅，可看到。例如，下肢静脉曲张患者的下肢血管膨出，实际上指的就是浅静脉曲张。

1. 浅静脉 主要有大隐静脉和小隐静脉，两者借穿静脉与深静脉交通。

（1）大隐静脉 是全身最长的静脉，收集足部、小腿和大腿的内侧部及大腿前部浅表结构的静脉血。其在足内侧起自足背静脉弓内侧，经内踝前方沿小腿内侧、膝关节内后侧和大腿内侧面上行，至耻骨结节外下方处汇入股静脉。由于大隐静脉在内踝前方位置较表浅，易发生静脉曲张。大隐静脉有股内侧浅静脉、股外侧浅静脉、阴部外静脉、腹壁浅静脉和旋髂浅静脉 5 条属支。临床上，大隐静脉在血管外科或者心脏大血管外科常用来作为血管拱桥或者血管补片的材料。

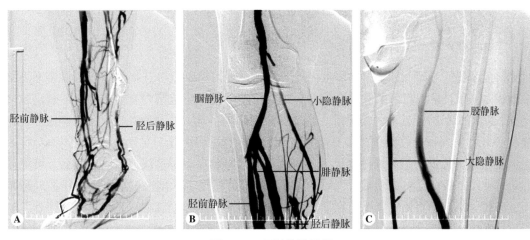

图 8-1-4　下肢静脉造影
A. 胫静脉及其分支；B. 腘静脉；C. 股静脉

（2）小隐静脉　收集足外侧部和小腿后部浅表结构的静脉血。在足的外侧缘起自足背静脉弓外侧，在外踝后方，于小腿后面上行至腘窝下角处，穿深筋膜注入腘静脉。

2. 深静脉　下肢深静脉与同名动脉及其分支伴行。主要有胫前静脉、胫后静脉、腓静脉、腘静脉、股静脉及股深静脉。

足和小腿的深静脉均为两条，并与同名动脉伴行，上行至腘窝汇成一条腘静脉。胫后静脉与同名动脉伴行，接受腓肠肌特别是比目鱼肌静脉丛的属支，与浅静脉和腓静脉相连。腓静脉与同名动脉伴行，接受来自比目鱼肌的静脉和浅静脉。胫前静脉是足背动脉伴行静脉的延续，其走行于胫骨、腓骨之间的伸肌区域内，穿过骨间膜的上部，在腘肌的下缘与胫后静脉汇合形成腘静脉。腘静脉穿收肌腱裂孔移行为股静脉，股静脉收集下肢所有深、浅静脉的血液，股静脉伴股动脉上行，经腹股沟韧带后方续为髂外静脉。股静脉最粗大的属支是股深静脉，在腹股沟韧带下方注入股静脉。股静脉在腹股沟韧带的稍下方，位于股动脉内侧，临床上常在此处做静脉穿刺插管。下肢静脉回心路径：下肢浅静脉→胫前、胫后静脉→腘静脉→股静脉→髂外静脉→髂总静脉→右心房→右心室。临床上，下肢深静脉血栓形成所导致的血栓脱落引起的肺栓塞，就是通过该路径最后到达肺动脉引起的栓塞。

第2节　四肢病变的介入治疗

一、目的与适应证

1. 经皮腔内血管成形术在下肢动脉硬化闭塞症的介入治疗。
2. 下肢动脉栓塞的介入治疗。
3. 下肢深静脉血栓形成的介入治疗。
4. 四肢动静脉瘘、假性动脉瘤的造影表现及介入治疗。
5. 下肢静脉曲张的介入治疗。
6. 四肢肿瘤的介入治疗策略、方法。

二、造影技术

（一）手术操作

1. 上肢动脉造影 采用 Seldinger 技术，经股动脉穿刺，穿刺点多选择在腹股沟韧带下方 2cm 处，常与水平面成 30° 角，根据患者的胖瘦程度，穿刺点角度可在一定范围内有所调整。穿刺动脉优先选择右侧股动脉，左侧股动脉和其他如桡动脉、肱动脉穿刺作为备选。术中消毒应覆盖双侧腹股沟区域，多次动脉穿刺者可适当选择上移穿刺点或更换穿刺动脉，穿刺过程中导引导丝常为直头导丝，穿刺后退出针芯见血流喷出即为动脉，但如果导丝引入不顺利，考虑穿刺点动脉斑块或者狭窄所致，可更换弯头导丝，防止动脉夹层形成。穿刺成功后，引入动脉血管鞘，可根据手术情况选择合适内径的动脉鞘管或者更换长鞘，穿刺通路建立好后，猪尾巴在导丝的协助指引下置于主动脉根部造影，明确锁骨下动脉的开口走行，更换单弯导管，超选择入腋动脉近心端进行上肢动脉全程造影。

2. 下肢动脉造影 采用 Seldinger 技术，穿刺技术要点和注意事项同上所述，穿刺成功后送入导丝，交换猪尾巴导管至第 1 腰椎水平，造影明确肾动脉是否狭窄，因下肢动脉疾病常伴随肾动脉血管问题，所以猪尾巴导管应放于肾动脉水平以上进行动脉造影，明确肾动脉及髂总动脉开口情况，猪尾巴移至腹主动脉的双侧髂总动脉分叉处，并嘱患者双脚尽可能并拢，进行双下肢动脉造影。如病情、手术需要，也可经穿刺侧导管鞘进行单侧顺行造影，然后利用翻山技术，长鞘或者单弯导管经导丝交换至对侧股总动脉开口进行对侧下肢动脉造影，造影程序优先选择步进技术或者造影追踪技术，由于肢体血管对对比剂的敏感性较高，对比剂的刺激性很容易造成患者的不适，造影前嘱患者不要移动，尽量避免运动伪影的产生，以免影响图像质量和造影结果。

3. 上肢静脉造影 一般在手背表浅静脉或者贵要或肘正中静脉进行留置针注射，留置针注射成功后，将留置针通过连接管与高压注射器进行连接，此前务必确保高压注射器和连接管内的空气排空，并且连接管的长度应预留充分，防止导管床在行进过程中拖曳出留置针，调整好 DSA 检查程序和高压注射器参数，嘱患者上肢不要移动后，进行上肢静脉造影，造影方法有 DSA 步进技术、造影动态追踪技术，如观察深静脉，此时需用输液皮条加压捆绑于留置针的近心端，避免对比剂从浅静脉分流。

4. 下肢静脉造影 一般在足背表浅静脉进行留置针注射，或者应用穿刺法，在超声引导下进行腘静脉穿刺。留置针穿刺成功后，将事先排好气的带连接管的高压注射器与之相连，手推少许对比剂并询问患者是否有疼痛肿胀感，也可以在进行血管造影前先进行透视，检查留置针是否在血管腔内，此外为防止检查床移动过程中拖曳留置针造成注射失败，可以在正式造影前预先移动一下导管床，一切都准备就绪之后，嘱患者下肢勿移动，进行下肢静脉造影，如观察深静脉有无异常，也需用输液皮条加压捆绑于留置针的近心端，进行下肢深静脉造影，也可经腘静脉穿刺插管，经导管鞘管进行深静脉造影。值得注意的是，对比剂注射过程中，应严密观察患者生命体征，如患者有任何不适，应立即停止注射。

（二）造影参数选择

术中造影参数的使用是四肢血管 DSA 造影诊断和介入治疗重要的一部分。根据患者自身血管情况、靶血管形态、对比剂流出途径来调节造影参数，造影参数的选择会直接影响图像质量，甚至可以改变治疗的难易度。手术医生往往需要在手术过程中调阅造影图像，高质量的图像可以保证介入手术的顺利进行。

根据治疗过程中所需图像的要求，介入手术人员可以适当改变注射参数来达到目的，也可减少手术患者所承受的辐射总量。因此，介入手术相关人员应充分了解手术过程与步骤，实时掌握介入手术进展状态，为介入医师提供帮助，造影参数见表 8-2-1。

表 8-2-1　四肢血管造影参数

检查部位	流率（ml/s）	总量（毫升/次）	压力极限（PSI）
上肢动脉	4～5	12～15	150～300
下肢动脉	4～6	15～20	150～300
上肢静脉	1.2～2	20～35	150～200
下肢静脉	1.2～2	20～40	150～200

（三）造影体位

常规选取正位成像，由于造影血管前后左右重叠，必要时加摄斜位或者 3D 旋转造影，以充分把靶血管展开，以明确病变血管的形态、位置、狭窄程度、侧支开放情况、血栓位置、静脉瓣膜功能等。介入手术人员应在充分掌握病变血管解剖结构的情况下，调整患者体位、床面位置及 C 臂位置的相对关系，实时推注造影剂"冒烟"并调整 DSA 的 C 臂角度，使四肢血管分支走行展开充分，选择合适的工作角度，并清晰地呈现在术者面前。

（四）图像优化措施

1. 延迟方式　对于血管阻塞、狭窄或静脉血栓性疾病，进行静脉造影时，由于静脉回心血流较慢，应选择曝光延迟，即先注射对比剂使血管充盈后再启动曝光程序，曝光延迟时间依血管病变的狭窄程度和位置而定，以免过长的曝光时间造成不必要的辐射。对于动脉造影选择何种延迟方式，注射延迟还是曝光延迟，延迟时间多少，则应根据不同病变情况来定。对于有动-静脉分流性疾病，病变部位血流速度比较快，延迟方式应为注射延迟，先曝光采集蒙片，再注射造影剂。对于动脉阻塞性疾病，病变血管血流速度明显减慢，影像采集应适当延迟，选择曝光延迟，即先行对比剂注射，再启动曝光程序。为提高图像质量，做外周介入的 DSA 机器应具备血管步进功能或者造影动态追踪功能，该功能可使对比剂一次注射，血管全程显示，可在一定程度上避免上述延迟问题。

2. 补偿滤过　肢体主要包括上肢和下肢，肢体形状粗细不一，近端肢体面积和厚度大，远端区域肢体较小，从而造成曝光区的密度不一，在做肢体 DSA 检查时，肢体周边和远端的透亮度增加，图像的背景亮度加大，容易产生饱和状伪影，造成成像区域的图像丢失，影响图像质量。在采集图像时，可以在视野内加入一些密度相对低的物质，或使用电子补偿器，使 X 线在被照射区衰减接近均匀，防止这种饱和伪影的产生。

3. 呼吸运动伪影对策　行双髂动脉造影时，为防止因呼吸产生的运动伪影，在采集图像时应嘱患者屏气，对于完全不配合的患者，必要时行全身麻醉下介入操作，以减少呼吸运动伪影的产生。

4. 运动伪影对策　行肢体血管造影检查时，由于造影剂的刺激，患者难免会有轻微移动，这时可以运用 DSA 的像素位移功能，使 DSA 影像重新配准，达到图像清晰可见。对于不能耐受大幅移动的患者，造影选择不减影模式，以及高采集帧率摄影模式或者行全麻下介入手术。

5. 路径图（roadmap）和蒙片覆盖（overlay）的应用　路径图是先注射少量对比剂后摄影，再与当前透视图像做减影，形成一幅背景只有血管影像的图像，术者沿着这条路径进行目标血管的超选，可大大提高手术的安全性和快捷性。蒙片覆盖的原理是，将末次的造影图像叠加到实时图像上，术者沿实时图像上的血管形态走行导丝和导管，进行目标血管的超选和定位，极大地提高了介入手术的安全性，并节省了手术时间，同时减少了对比剂的使用，减少了对患者肾功能的损害。值得注意的是，这两个功能在运用过程中，应嘱患者不要移动，否则会造成图像模糊，导致超选的偏差，影响手术进展。在四肢介入手术中，路径图和蒙片覆盖功能已越来越重要，为介入手术的图像优化和手术进程提供了重要保障。

6. DSA 步进技术的应用 步进 DSA 技术是在注射对比剂的同时，通过导管床的移动，分段步进采集肢体血管影像，可一次造影显示整个肢体血管，减少了造影的盲目性，与一般分段造影相比，可获得连续的动态血管影像，并减少了对比剂的使用剂量，减轻了对肾功能的损害，减少了造影次数，患者和术者的辐射剂量也减少，并且缩短了介入手术时间。

7. 关于下肢动脉介入治疗的 DSA 高级软件应用 除了 DSA 基础应用之外，工作站高级应用处理也是技师职能的一部分。关于下肢动脉病变在治疗过程中，运用 Syngo iFlow 进行数据管理、收集整理。针对术前、术后下肢血流与灌注量改变比较分析，评价治疗后肢端血流动力学改善情况。将治疗前后影像图像，从定性转化为定量分析，由彩色编码血管影像及达峰时间（TTP）帮助医师全面、客观、标准化地评判治疗效果。

造影采集标准：①造影管头端位置位于股总动脉分叉水平，手术前后保持一致。②相同的靶片距离分 4 段进行造影，前 3 段步进，第 4 段以足趾作为造影视野的下界，对比剂流率 4～5ml/s、流量 24～30ml、压力极限 300～450PSI，治疗前后数据务必保持一致。保证造影质量的情况下，曝光延迟由步进数据来进行估算，减少患者接受照射剂量。③影像采集参数：采集帧率 3f/s，采集至静脉期前，见第一帧静脉显影立即停止采集。④造影采集时，运用特制的肢具固定肢体，减少运动伪影。

Syngo iFlow 后处理软件对采集数据进行测量及分析，即获得靶血管峰值时间和造影剂浓度的曲线图。

三、相关病变的介入治疗

（一）下肢动脉硬化闭塞症的介入治疗

1. 下肢动脉硬化闭塞症 由于动脉硬化造成下肢供血动脉内膜增厚、管腔狭窄或闭塞，造成下肢肢体血液供应不足，从而引起下肢间歇性跛行、皮温降低、疼痛乃至发生溃疡或坏死等临床表现的疾病称下肢动脉硬化闭塞症（ASO），是一种慢性进展性病变，常为全身性动脉硬化血管病变在下肢动脉的表现。随着社会整体生活水平的提高和人口的老龄化，ASO 的发病率逐年提高。

2. 下肢动脉硬化闭塞症的临床表现 前期症状包括腿部疼痛、冷感、麻木等。随着病情的发展，症状可能加重，出现间歇性跛行、静息痛、肢体坏死等。

3. 下肢动脉硬化闭塞症的诊断 相应的症状和病史，年龄＞40 岁；有吸烟、糖尿病、高血压、高脂血症等高危因素；有下肢 ASO 的临床表现；缺血肢体远端动脉搏动减弱或消失；符合上述诊断标准即可做出下肢 ASO 的临床诊断。

4. 下肢动脉硬化闭塞症影像学检查 彩色多普勒超声、CTA、MRA 和 DSA 等影像学检查显示相应动脉的狭窄或闭塞等病变。采用介入手术可根据需要进一步行 MRA、CTA、DSA 等检查。

5. 下肢动脉硬化闭塞症的严重程度 可根据 Fontaine 分期和 Rutherford 分类法判断。

（1）Fontaine 分期 Ⅰ期：无症状。Ⅱa 期：轻度间歇性跛行。Ⅱb 期：中到重度间歇性跛行。Ⅲ期：静息时缺血性疼痛。Ⅳ期：组织溃疡或坏疽。

（2）Rutherford 分类 类别 0：无症状。类别 1：轻度间歇性跛行。类别 2：中度间歇性跛行。类别 3：中度间歇性跛行。类别 4：静息痛。类别 5：轻微组织缺损。类别 6：组织溃疡、坏疽。

6. 下肢动脉硬化闭塞症的治疗

（1）药物治疗 可以通过控制危险因素、抗血小板治疗、抗凝治疗和溶栓治疗等方法，缓解症状，防止病情进一步发展。

（2）外科手术 对于严重的下肢 ASO，外科手术可能是必要的治疗方法。可以通过解剖旁路或解剖外旁路来重建病变部位血供。当需要通过手术重建主髂动脉血运时一般选用人工合成材料；需要重建腹股沟韧带以下肢体血运时，可以采用自体静脉或人工合成材料。对于预期寿命不长的患者，可给予恰当的镇痛及其他支持性治疗。对于复杂的多节段病变，也可采用复合手术（手术联合腔内治疗）的方法分别改善流入道或流出道。手术可以重建下肢的血液供应，缓解症状，但属于开放性手术，患者创伤比较大，目前临床上多选择腔内微创治疗。

（3）介入治疗　除了术前影像学检查显示动脉病变并支持介入治疗外，患者如出现重度间歇性跛行症状、静息痛、动脉搏动减弱或消失、缺血性溃疡，建议接受介入治疗，尽快开通病变血管，恢复下肢正常血流，以免病程后期出现严重感染、诱发心脑血管并发症，甚至危及生命。

介入治疗包括经皮腔内血管成形术、血管腔内支架植入术、机械性硬化斑块旋切术、超声消融术等，是一种微创介入治疗方法，可以扩张动脉，保持血管通畅（图8-2-1）。

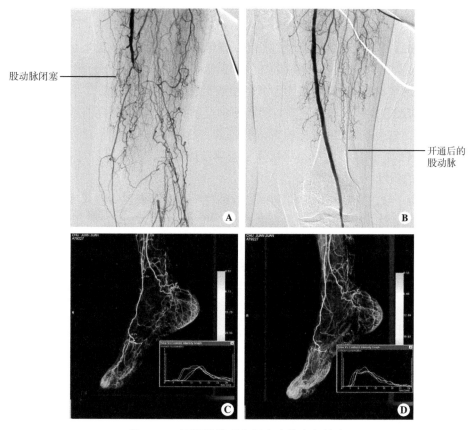

图8-2-1　下肢动脉硬化闭塞症的介入治疗
A. 股浅动脉造影，开通前；B. 股浅动脉开通后，复造影；C. 足背血流术前达峰时间；D. 足背血流术后达峰时间

介入治疗操作技术：根据术前的CTA或MRA检查结果，明确病变血管位置，确定手术穿刺点入路。患者取平卧位，常规消毒铺巾，右侧腹股沟区用1%利多卡因局部麻醉，采用Seldinger技术，经股动脉穿刺，引入动脉血管鞘，可根据手术情况选择合适内径的动脉鞘管或者更换长鞘，穿刺通路建立好后，猪尾巴导管置于第1腰椎水平，进行腹主动脉造影，明确髂总位置开口后，利用路径图功能和翻山技术，进行对侧下肢动脉全程步进造影，包括股浅动脉、腘动脉、膝下三根动脉及足部动脉，明确下肢动脉狭窄闭塞段，以及狭窄闭塞段远端的位置，先测量好病变段血管的直径和长度，并保存好数据，以供后期进行球囊或者支架规格型号的选择。术前造影完成后，手术医生在路径图引导下，泥鳅导丝配合单弯导管通过狭窄闭塞段至远端正常流出道，此时撤出导丝，推注造影剂，证实导管位于真腔。然后进入导丝并交换球囊准备扩张病变段血管，根据术前造影测量的血管直径，选择合适尺寸的球囊，先使用小尺寸直径球囊扩张闭塞段，进而更换正常尺寸直径的球囊进行扩张。从小球囊逐渐到大球囊扩张的优

势在于，对于狭窄闭塞的部位，小球囊的通过性比较好，并且逐级扩张可以防止夹层产生。用压力泵对球囊扩张时，应先排气并在球囊正常工作压内进行扩张，并记录好球囊扩张时间，一般为 2～3 分钟，保证扩张贴壁充分，扩张完毕后，复查造影，观察病变血管管腔形态和血流恢复情况，如满意，为增加远期通畅率，可用药物球囊再次进行扩张，如有夹层出现，可选择合适尺寸支架覆盖夹层病变血管，但不要超过膝关节，避免支架远期折断变形。术后利用下肢步进功能再次复查造影，对本次手术效果进行评估，见血管通畅，狭窄解除，无造影剂外溢，流出道通畅。如果机器配备血流动力学相关软件，可进行血流达峰时间测量，间接评估术后血流改善情况，尤其是足部，因为下肢动脉狭窄闭塞的患者往往足背末梢血管缺血尤甚。术毕拔出鞘管，并对穿刺点进行压迫止血和加压包扎，患者如无明显不适，安返病房。术中应严密观察患者生命体征，并记录好术中应用肝素钠总量、地塞米松剂量，出血量。

（二）四肢动脉栓塞的介入治疗

四肢动脉栓塞是血管外科常见的一种急性病变，指四肢的动脉被进入管腔内的异常栓子，如血管自身脱落斑块、血栓（最常见的栓子）、脂肪微粒、癌栓或者其他异物等堵塞远端的动脉导致血流不畅，造成肢体急性缺血的疾病。栓子来源主要为心源性疾病，如风湿性瓣膜病、二尖瓣狭窄、心房颤动和心肌梗死，以及自身血管源性疾病，如动脉炎、动脉硬化及动脉损伤。此外还有医源性来源，如动脉穿刺插管导管折断成异物，或内膜撕裂继发血栓形成并脱落。四肢动脉栓塞的病程特点往往表现为发病急，发展变化快，需要及时诊断，尽早治疗，尽快恢复患侧肢体血流，降低患肢坏死、致残乃至死亡风险。

1. 四肢动脉栓塞的症状

（1）四肢疼痛　由于缺血和缺氧，患者会感到肢体疼痛，通常表现为锐痛或钝痛，严重时可能会难以忍受，该症状常突然出现，往往是最早出现的症状。

（2）四肢感觉异常　由于血管堵塞后，局部肢体的血液供应不足，患者会感到栓塞平面远端的肢体麻木，通常表现为感觉丧失或异常，患者常常主诉为蚁行感。

（3）四肢无脉　指的是脉搏消失。由于动脉被堵塞，血流不畅，患侧肢体远端的动脉搏动减弱或无法触及。

（4）肤色苍白　由于栓塞平面远端动脉供血障碍，皮下静脉丛血液排空，因而出现皮肤苍白，期间患侧皮肤可能出现散在的青紫、斑块等表现。

（5）运动障碍　由于缺血原因，患者肢体还会出现肌力减退、麻痹和不同程度的手足下垂等症状。

上述症状临床上也称为 5P 征，即疼痛（pain）、感觉异常（paresthesia）、无脉（pulselessness）、苍白（pallor）和麻痹（paralysis），5P 征是诊断四肢动脉栓塞的重要依据，再结合病史和影像学检查可确诊，一旦确诊应尽快按照临床路径进行治疗。临床病例中，栓子一般停留在动脉分支开口或与栓子大小等同动脉直径的地方，下肢较上肢多见。

2. 治疗四肢动脉栓塞的方法

（1）药物治疗　通过抗凝、溶栓等药物方法治疗四肢动脉栓塞。

（2）手术治疗　包括介入治疗和血管外科切开取栓术。切开取栓术是治疗急性动脉栓塞的首要方法，栓塞时间在 6～8 小时内，并且栓塞部位位于大中动脉，应尽快取栓，如果在近侧动脉取栓的同时或之后即截肢，不仅可促进残端的愈合，尚可降低截肢平面。目前动脉栓塞的治疗大都选择在介入手术室进行，通过联合 DSA 引导，术前明确栓塞平面及位置，手术完即可通过造影评估治疗效果，如不满意可以考虑行介入血管腔内手术，如经皮选择性动脉球囊扩张术等（图 8-2-2）。

血管外科常用的是福格蒂（Fogarty）导管取栓术，该方法是 1963 年 Fogarty 发明的一种取栓术式。Fogarty 导管的基本结构是其末端有一个可以扩张的球囊，导管长约 80cm，球囊直径从 1～3cm 不等，当导管通过血栓后充盈球囊，并逐渐回撤，可将血栓带出，从而使栓塞的血管通畅。当球囊通过动脉狭窄部位时，其直径可压缩在 1cm 以内，这种取栓术由于其实用性已经被大多数临床外科医师所接受。

下肢动脉栓塞取栓过程：DSA 造影明确栓子位置后，沿患侧腹股沟股动脉走行纵向切开约 5cm 的切口，依次切开皮肤、皮下组织，游离并显露出搏动良好的股动脉。将股总动脉、股浅动脉及股深动脉分别以塑料阻断带牵引控制。静脉给予肝素钠 30mg，横向切开股总动脉前壁约 1cm，透视下经切口向股浅动脉远端插入 Fogarty 双腔导管至膝下动脉，球囊充盈后回撤，在切口处取出栓子，进行造影复查，如见下肢股浅动脉及膝下动脉显影良好，无残留血栓，并且股深浅动脉返血良好，股总动脉近端喷血良好，即可缝合股动脉切口，结束手术。如仍有大量残留血栓，可引入 PTA 球囊导管进行扩张，再行造影，如见血流有所改善，可完成手术。此外，对于没有外科基础的医生来说，经皮选择性置管溶栓术或者支架植入术也是一种术式选择，术中操作技巧同深静脉血栓的置管溶栓治疗，将溶栓导管跨越并置于血栓段进行置管溶栓，后期复查造影观察溶栓效果，满意则拔管，如不满意可在病变部位行球囊扩张术或者支架植入术，以达到恢复血流的目的。

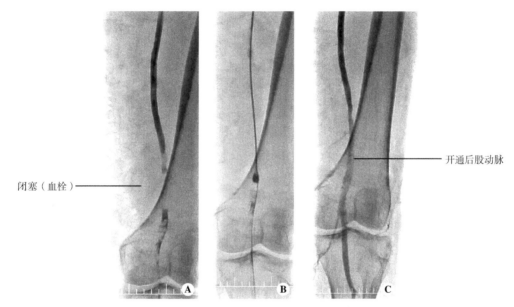

闭塞（血栓）

开通后股动脉

图 8-2-2　下肢动脉栓塞的介入治疗
A. 股动脉下段取栓前；B. 取栓导管取栓；C. 股动脉取栓后造影，血流恢复

四肢动脉栓塞的术后预防也很重要，包括保持健康的生活方式，并定期检查。健康生活方式包括均衡饮食、适量运动、戒烟限酒等；定期检查可以帮助及时发现并治疗潜在的疾病。

（三）下肢深静脉血栓的介入治疗

深静脉血栓（deep venous thrombosis，DVT）形成是由肢体静脉壁损伤、静脉血流缓慢和血液处于高凝状态三大因素引起，这几个因素综合作用，造成血液在深静脉腔出现异常凝固，导致静脉腔内狭窄或阻塞，从而引起静脉回心血流不畅，并导致患侧肢体静脉压力增高、肿胀、疼痛或出现浅静脉扩张等临床表现。下肢是血栓好发的部位，患侧下肢皮肤多呈紫红色，皮温升高。深静脉血栓严重时可导致肺栓塞，病死率较高，应尽早治疗。

1. DVT 筛查

（1）血液检查　要观察血浆 D-二聚体含量有无升高，结合患者相关病史，如该指标升高，提示机体有血栓形成。

（2）超声检查　是最常用的检查方法，可判断肢体静脉内有无血栓及位置、范围。

（3）CT 检查　增强 CT 检查是诊断下肢深静脉血栓的重要方法，可明确下肢深静脉、下腔静脉及肺动脉的情况。尤其是怀疑肺动脉栓塞时，首选此方法。

（4）DSA造影检查　下肢静脉造影是诊断下肢深静脉血栓形成的金标准。

2. 治疗方法　主要包括：①健康宣教，可让患者抬高患肢，促进血液回心流量。②内科药物抗凝治疗，是最主要的治疗方法，贯穿整个治疗周期，对确诊患者及高度疑诊者，如无禁忌证，应即刻开始抗凝治疗。抗凝药物包括普通肝素、低分子肝素、华法林等。③介入治疗：已经成为DVT患者重要的微创治疗手段，可有效清除血栓，提高治愈率，在预防肺栓塞的治疗中，发挥着越来越重要的作用。主要包括经皮静脉内导管接触溶栓术和经皮血栓机械清除术。

3. 介入治疗方法　主要包括经皮静脉内导管接触溶栓术、经皮血栓机械清除术、经皮静脉内球囊扩张术，一般行这几种治疗方法之前，通常先行下腔静脉滤器植入术，于术中和术后保护深静脉血栓的再次脱落所致的肺栓塞。而这几种手术方式往往会在一次手术治疗中综合运用，以达到清除血栓、改善症状的目的（图8-2-3）。

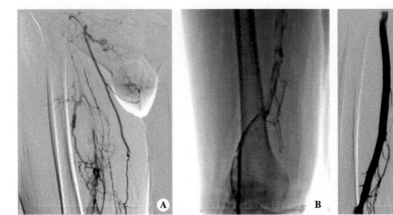
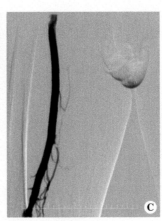
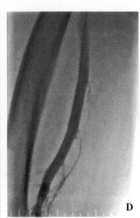

图8-2-3　下肢深静脉血栓的介入治疗
A. 近端股静脉大量血栓；B. 远端股静脉大量血栓形成；C. 近端治疗后；D. 股静脉远端治疗后

4. 介入治疗过程　患者取平卧位，确认病变部位，若为左侧肢体病变，术前先经左足背浅静脉进针行下肢静脉造影，或步进连续摄片。观察下肢静脉全程，明确血栓的位置，有血栓的病变血管造影通常可见充盈缺损，或者深静脉血管缺如，只有浅静脉回流现象。造影结束后，常规健侧穿刺股静脉进行下腔静脉造影，一般可见左肾静脉低于右肾静脉，位于第1腰椎下缘，然后测量下腔静脉（肾静脉开口下）的直径，以选择相应大小滤器。下腔静脉直径一般小于28mm才能置入滤器。泥鳅导丝交换植入血管长鞘，推送入下腔静脉可回收滤器，近端定位于第2腰椎上缘释放并解脱滤器，再次造影评估滤器形态、位置是否满意。然后路径图引导下以微穿刺针穿刺患者病变侧小腿深静脉，植入相应型号的血管鞘，一般为6F鞘，单弯导管配合血管交换导丝通过股静脉血栓段，到达正常血管腔内，一般至下腔静脉，然后导丝交换引入机械吸栓导管，从静脉血栓的近心端至远心端开始吸栓，吸出暗红色血液，并记录好容量，复查造影见大部分血栓消失，如仍有残留，可引入球囊导管，全程扩张显影不满意的静脉段，之后再次复查造影，如见血流较前明显增快，无残留狭窄，则可拔管，压迫止血，结束手术。如扩张后管腔仍有充盈缺损，血流改善不明显，可引入溶栓导管，将其头端置于血栓段后，体外固定鞘管及溶栓导管，择期行造影复查血栓溶解和血流恢复情况。

（四）四肢动静脉瘘的介入治疗

四肢动静脉瘘主要是指四肢的动脉和静脉之间存在不正常的短路沟通，导致血液异常流动。临床症状因病情不同而异，主要包括疼痛、肿胀、皮肤温度升高、皮下出血等，部分患者还可能出现静脉曲张、溃疡、感染等并发症。四肢动静脉瘘可分为先天性和后天性两种。先天性动静脉瘘是由于胚胎时期血管发育异常导致的，后天性动静脉瘘通常是由于血管自身病变，如深静脉血栓、创伤、手术、放疗等原因引起。

根据临床检查，结合超声、CTA、MRA 及 DSA 等影像学检查，可较容易做出动静脉瘘的诊断。尤其 DSA 作为相关血管疾病的诊断的金标准，更是发挥着重大作用。对于怀疑动静脉瘘的患者，行 DSA 检查可发现瘘口的准确位置及瘘口周围的侧支血管走行分布情况，从而指导下一步手术的治疗。

动静脉瘘诊断明确后，治疗的关键是封闭瘘口，先对并发症如感染、溃疡等进行药物抗感染等辅助治疗，择期行瘘口封闭术，以往传统方法是外科方式结扎瘘口，但由于瘘口的局部解剖及复杂的周围组织关系，尤其是较大的动静脉瘘，往往术中很难分清瘘口，造成出血量增加，手术创伤大。随着医疗器械的发展和介入治疗方法的进步，经皮腔内治疗技术因其创伤小、恢复快、治疗效果显著，逐渐成为临床上的一线治疗方法，主要包括经皮腔内覆膜支架瘘口隔绝术和栓塞术（图 8-2-4）。

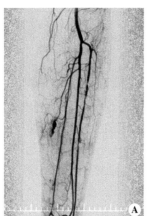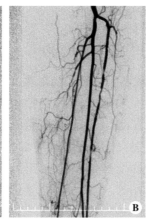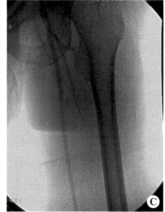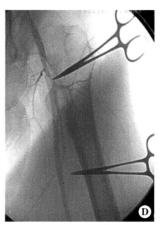

图 8-2-4 下肢动静脉瘘的介入治疗
A. 动静脉瘘术前造影；B. 栓塞后造影；C. 术前造影；D. 支架植入后造影

操作方法：采用 Seldinger 技术，动脉穿刺成功后，植入血管鞘，通过导丝将造影导管置于靶血管进行造影，因瘘口血流速度较快，建议提高 DSA 的采集速率来采集图像，明确瘘口的位置，如瘘口位于肢体的重要主干血管，采用植入覆膜支架的方式进行治疗。评估瘘口的大小及植入支架的形态、大小，定好位后将覆膜支架置于瘘口处血管的两端，释放后造影复查，评估瘘口如无显影、静脉期如无早显，则说明瘘口已封闭，治疗满意。对于瘘口位于末梢分支血管或者较小的动静脉瘘可通过介入栓塞治疗，将导管或微导管插入瘘口处，根据不同的情况采用不同的栓塞材料进行栓塞，复造影满意后，结束手术。

（五）四肢动脉假性动脉瘤的介入治疗

四肢动脉假性动脉瘤是指由于动脉硬化、创伤、手术损伤及感染等原因，导致动脉壁受损，血液在损伤部位流出并进入周围组织形成血肿，血肿周围机化形成纤维包膜，从而形成一个动脉瘤样结构，因而其囊壁不是完整的血管壁结构，所以称其为假性动脉瘤。常发生在动脉硬化或创伤患者身上。其症状主要表现为局部疼痛、肿胀、皮肤变色、搏动性包块，临床根据这些症状可作出初步诊断，通过超声、CTA、MRA、DSA 等影像学检查，可明确瘤体的大小、位置和形态，进一步明确诊断。

对于小型假性动脉瘤，可以采用保守治疗，定期观察瘤体的变化，同时给予止痛药、抗炎药等治疗。对于大型假性动脉瘤或保守治疗效果不佳的患者，可以采用外科手术治疗，包括动脉修复、动脉重建、动脉切除等，患者创伤比较大，往往在全麻下进行。此外，近些年来发展的介入治疗，由于其微创、患者恢复快及并发症少，局麻下即可进行，目前已经成为临床上一种重要的治疗手段（图 8-2-5）。

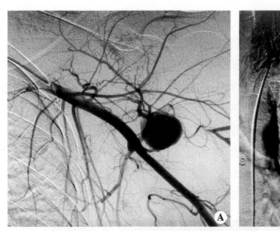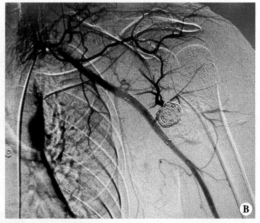

图 8-2-5　腋动脉假性动脉瘤的介入治疗
A. 术前造影图；B. 支架植入，弹簧圈栓塞术后造影图

　　介入治疗方法：采用 Seldinger 技术，股动脉穿刺成功后，植入血管鞘，将导管在导丝的引导下，超选至目标血管的近端，撤出导丝进行造影，明确假性动脉瘤的大小、位置、形态及载瘤动脉的大小。如果载瘤动脉是重要的主干血管，为保证定位准确，可在路径图引导下行覆膜支架植入术，覆盖动脉破口，选择的支架直径应大于载瘤动脉自身直径，一般超过血管自身直径的 20%～30%，保证支架充分扩张和贴附血管壁，防止内漏。支架释放结束后，复查造影检查瘤体隔绝情况，如不显影，治疗结束。如瘤体还有少许残余显影，可选择球囊进行扩张，使支架贴壁，复查造影检验治疗效果。如果假性动脉瘤的载瘤动脉是小分支血管，可行小分支血管联合假性动脉瘤栓塞术，在路径图或者 Overlay 引导下将微导管超选至载瘤动脉进入瘤腔，填塞弹簧圈，为防止侧支血管对瘤腔的供血，栓塞弹簧圈后可注入医用胶进行致密栓塞。最后将载瘤动脉的末端一并栓塞掉，复查造影观察瘤体有无显影情况，栓塞满意后，拔管结束手术。

（六）下肢静脉曲张的介入治疗

　　下肢静脉曲张是指由于下肢浅静脉的瓣膜功能障碍，导致静脉内血液反流，伴随着静脉内血液淤滞及静脉内压力的升高，最后可导致受累的静脉壁迂曲扩张和膨出，迂曲的静脉常表现为团索块状，俗称腿部"青筋膨出"。这里主要指的是单纯性下肢静脉曲张，分为大隐静脉曲张和小隐静脉曲张两种类型。一般来讲，大隐静脉曲张根据其解剖位置特点，主要分布在下肢前内侧，其范围较广泛，分布于整个下肢；而小隐静脉曲张则主要位于小腿的后外侧，主要集中于小腿。

　　下肢静脉曲张介入治疗的指征为，下肢静脉曲张患者就诊时出现以下一个或者多个症状：下肢静脉曲张伴有下肢酸胀不适、沉重疲劳感、下肢水肿、皮肤色素沉着、湿疹性皮炎、下肢皮肤脂质性硬皮样改变、血栓性浅静脉炎、静脉破裂出血、静脉性溃疡（皮肤溃疡愈合或者未愈合者）、大隐静脉曲张直径超过 2mm 或者患者自身担心静脉曲张影响美观者，可行介入微创治疗（图 8-2-6）。

　　治疗方法和优势：介入治疗前先在患肢静脉曲张处画好体表标记，之后行下肢静脉造影，了解深静脉是否通畅、是否存在反流，明确浅静脉和穿通支的分布、走行，测量血管内径，并排除其他血管病变。造影技术：患者取仰卧位，经左足背浅静脉进针，穿刺成功后以 1.0～1.5ml/s 流速造影，连续摄片。观察小腿深静脉、腘静脉、股静脉是否显影良好，对比剂回流速度是否正常，有无充盈缺损，大隐静脉显影是否正常，静脉曲张的患者往往造影显示小腿浅静脉迂曲伴扩张，蚯蚓样改变，高压注射器注射完毕后，因为静脉曲张患者下肢浅静脉淤滞，血流速度较慢，术者应挤压患者小腿后使患者腿部肌肉收缩，使下肢潴留的对比剂流出，透视再次观察下肢静脉情况，并保存图像。造影结束后，常规消毒、铺无菌巾。左腹股沟区行左股神经麻醉，超声或透视引导下穿刺膝关节段大隐静脉主干成功后，植入导管鞘，经鞘管导入射频消融导管，在大隐静脉周围注射麻醉液，然后将射频发生器设置为 25W 功率，行大隐静脉主干消融。并缓慢后撤消融导管，可用超声或者透视冒烟确定大隐静脉闭合情况，消融结束后，行体表标记处的浅表静脉曲张剥脱术，术毕，黏合伤口，弹力袜加压包扎，手术顺利结束。

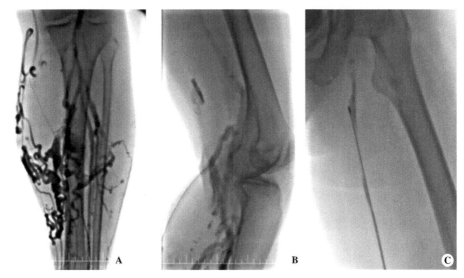

图 8-2-6 下肢静脉曲张的介入治疗
A. 小腿静脉曲张；B. 穿刺大隐静脉后引入导丝；C. 射频消融

静脉腔内射频闭合治疗系统对于静脉曲张的治疗是先进且高端的一种技术，相比较于传统的大隐静脉曲张的治疗技术来说，最显著的优势就是术者的操作便捷性以及患者的手术体验感。以前的大隐静脉闭合术需要对患者进行前期的检查准备，且需要全麻的辅助，患者的治疗周期较长，术后患者体验不好，手术时间较长。现阶段使用的静脉腔内射频闭合治疗系统可以有效地避免此类问题，在静脉系统评估检查之后可即时开展，对于引导的影像设备的不同，也具备不同的优势，且在有了影像设备的引导后更加直观，对于手术的精准度有了极大的提升，可以利用超声设备或者 DSA 设备进行行术中的实时监测，多设备的融合参与可以有效地节约手术时间，而患者处于局部麻醉的情况下，谈笑间就可以完成手术，术后即可行走，且创伤更小，也更安全。目前最新的静脉腔内射频消融闭合治疗系统采用的是大功率、短时间的治疗方案，使得消融的精准度高，治疗时间短，患者的痛苦少，受到患者的好评。

（七）四肢肿瘤的介入治疗

四肢肿瘤是指四肢发生的原发或者转移性肿瘤，主要包括良性肿瘤和恶性肿瘤。良性肿瘤如血管瘤、脂肪瘤、纤维瘤等，一般生长缓慢，边界清晰，除极少数外，通常不会恶变。恶性肿瘤如血管肉瘤、黑色素瘤、骨肉瘤等，生长迅速，边界不清，易侵犯周围组织，且存在转移风险，应早发现早治疗。

四肢肿瘤的传统治疗方法主要包括外科手术切除、化疗、放射免疫治疗和局部放疗，此外，随着医学技术的不断发展和创新，四肢肿瘤的介入治疗也成为目前重要的肿瘤治疗手段，其应用范围越来越广。四肢肿瘤介入治疗是一种微创的肿瘤治疗方法，它是通过在血管或非血管途径中注入药物或栓塞剂，以达到局部治疗或全身治疗的目的。这种治疗方法具有创伤小、恢复快、疗效显著等优点，在临床上得到广泛应用，并且介入治疗可以有效地减轻患者的痛苦，提高患者的生活质量，容易被患者接受（图 8-2-7）。

介入治疗的适应证：①手术不能切除的原发性四肢肿瘤；②富血供的转移性肿瘤；③四肢肿瘤切除术前栓塞，可使肿瘤体积缩小，减少肿瘤血供，有利于肿瘤切除与剥离；④控制肿瘤引起的出血及动静脉瘘；⑤外科手术失败或切除术后复发者。

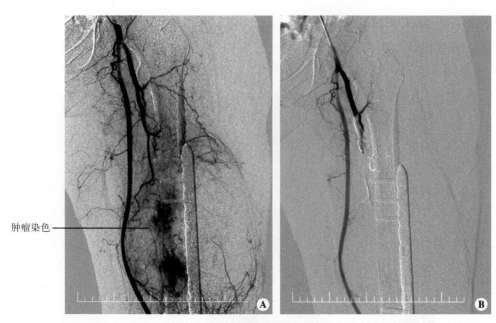

肿瘤染色 ——

图 8-2-7 下肢肿瘤的介入治疗

A. 术前造影图；B. 介入栓塞治疗后，肿瘤染色消失

　　介入治疗过程：患者取仰卧位，常规消毒铺巾，穿刺右侧股动脉并置导管鞘，引入造影导管至肢体的肿瘤供血动脉主干，造影可见肿瘤成团状或者"抱球"状染色区，然后在微导丝配合下引入微导管超选至肿瘤供血分支动脉，进行药物灌注化疗，或者行栓塞剂栓塞，根据不同的栓塞目的，栓塞剂一般有 PVA 颗粒、明胶海绵颗粒、温控胶、弹簧圈等。术中建议透视下栓塞，并间断手推造影剂，以明确肿瘤供血动脉血流是否减慢或者栓塞筑形，复查造影判断肿瘤供血动脉是否减少或缺血，如栓塞满意，治疗结束。拔管，穿刺点压迫 10 分钟，无活动性出血后，加压包扎，患者安返病房。

（张孝军　李国昭）

第9章
介入影像质量控制

第1节 影响介入影像质量的因素

介入治疗的导向设备很多，目前主要为 DSA 设备，本节主要从 DSA 设备的操作、技术参数等方面做介绍。影响 DSA 图像质量的因素有影像设备、操作技术、造影方法和对比剂及患者等因素。

一、影像设备因素

介入治疗主要使用的是 DSA 设备，DSA 设备的参数、性能与整个影像链的工作状态有关，包括硬件和软件。

1. 数字影像接收器 有影像增强器（image intensifier，II）和数字平板检测器（flat panel detector，FPD）两种，它是决定图像质量的主要部件。应具有较高的影像空间分辨力和最小的失真度，较高的量子检出率（DQE≥70%），理想的光敏度，较高的图像刷新率，每秒 30 帧以上的显像能力，适应不同部位使用的可变输出野。影像增强器系统中电视摄像系统的电视摄像管应具有较高的影像分辨力和最适宜的图像合成时间，确保影像增强器输出屏的影像能无遗漏地采集到。数字平板检测器需要较高的像素矩阵，图像空间分辨力高，分辨力应大于 2.6mm/lp。

2. X 线球管 是 DSA 设备的关键部件之一，为 DSA 提供优质的 X 线源。要求具有产生高能量、短脉冲和恒定输出的高压发生器和大容量的 X 线球管，X 线球管的热容量应大于 2MHU，并配置功能完善的遮线器和 X 线滤过装置。若 X 线球管功率过小，不能产生脉冲较窄的短脉冲，对快速运动器官的图像采集具有很大的影响，同时不能支持长时间的介入治疗产生的高负荷的影响。

3. 数字成像系统 要求采集速度快，成像效果好，有较高的动态范围，能获得较好的对比度和层次丰富的图像。快速的影像链，使得高分辨率的图像快速重建，处理速度快；图像数据传输快，也可以快速获得高质量的后处理图像。

4. 显示系统 DSA 图像质量最终通过数字显示系统来表达，它的质量对图像的影响是不可忽视的。要求配备主频频率高、分辨力高、屏幕尺寸大的高清晰显示屏。

二、操作技术因素

（一）介入操作医师的因素

1. 技术操作 DSA 检查主要为血管造影，目前大部分的血管造影采用穿刺插管，即采用 Seldinger

技术进行股动脉插管，再将造影导管选择性插入靶血管。若导管位置不正确，或导管不能完全进入靶血管，就进行造影，则靶血管的对比剂量不足，血管显示不充分，会造成图像质量欠佳。若操作医师对图像的质量意识认识不够，如靶血管不在图像显示的中心、显示范围小甚至达不到诊断要求，将严重影响DSA图像质量。

2. 导管的选择 不同部位其血管的走向不同，所选导管头的形态也不同。正确选择靶血管的造影导管，有利于对比剂能短时达到靶血管，使血管的对比剂浓度增加，血管快速充盈，提高图像质量。如较大血管的造影应采用有多侧孔的猪尾巴导管，四肢血管采用单弯导管。

（二）技术人员的因素

1. 伪影 是指病变及机体自身之外的高密度物质，影响DSA的图像质量，甚至诊断。在DSA检查中，尽量避免这些伪影对图像质量的影响。这些高密度物质分为体内物质和体外物质。体内物质如胃、肠道的内容物质；金属固定材料如钢板、金属缝合器等；体外物质如患者体外的异物如金属拉链、项链等，还有监护用的设施如心电监护仪、呼吸机等。

2. 图像采集方式 根据不同部位、不同状态选择不同的采集速率，如心脏、冠状动脉采用25帧/秒，四肢可采用3帧/秒。对于不合作的患者，为了减少运动伪影，可增加采集速率。对于观察远期的造影图像可采用编程采集方式，使造影后期的采集帧率增加，保证图像的质量。

3. 摄影体位 DSA图像不仅要有很好的密度分辨力，还要有合适的体位，根据血管的形态选择不同的体位。DSA检查技术中常规把正、侧位作为基本体位，再加左右斜位，必要时加上一些特殊体位。

4. 其他摄影技术因素 合理应用遮光器和密度补偿装置以使影像密度均衡，减少饱和失真；正确选择照射野、焦点至人体距离、人体至探测器距离和焦点至探测器距离，可防止图像放大失真和模糊；采用一定的滤过技术，可减少患者接受的辐射剂量，同时提高图像质量。

5. 后处理技术 充分利用再蒙片、图像配准、图像合成、边缘增强和窗口技术等多种后处理技术来消除伪影，减少噪声，提高感兴趣区信噪比，以提高DSA图像质量。

三、造影方法和对比剂因素

1. 造影方法 DSA造影有动脉造影、静脉造影和动态造影。静脉造影由于血管张力低，注射的速率、注射的压强因不同部位的血管采用的参数不同，静脉血管扭曲、重叠，图像质量较差；动脉DSA造影可将导管直接插入靶血管，可明显减少对比剂浓度和用量，提高影像密度分辨力和空间分辨力，缩短曝光时间，获取高信噪比、无血管重叠的清晰图像。其中超选择性IA-DSA比选择性IA-DSA成像尤佳。

2. 对比剂参数的应用 对比剂浓度和用量与DSA图像质量直接相关。造影时，应根据不同的造影方法和部位选择不同的注射速率、注射总量、注射压强、注射时机及注射斜率；同时也要根据导管的形态、大小及先端位置等情况选择所用对比剂的注射参数，尤其对四肢血管的造影，延时参数的选择更为重要。

四、患 者 因 素

在DSA检查过程中，因DSA采集图像的时间较长，患者的配合至关重要。患者自主和不自主的移动、心脏跳动、吞咽运动、呼吸运动或胃肠蠕动等，可形成运动性伪影。为此，在检查前应与患者进行沟通，争取患者的配合；对意识差或无意识的患者，应进行制动，必要时给予镇静剂或适当麻醉；造影前对患者进行呼吸训练，减少运动性伪影的影响；对于不自主的移动、心脏跳动，应采用采集速率高的序列方式进行造影；对一些易活动的受检部位施行附加固定等，并正确把握曝光时机，以避免 DSA 图像模糊。

五、其 他 因 素

（一）噪声

噪声包括设备噪声（X 线源、探测器）、量子噪声（电子线路及 A/D 转换）、散射线噪声及其他噪声。随着噪声的增加，影像的清晰度下降，噪声过大会直接影响图像质量。提高信噪比可以提高图像质量，如增加 X 线剂量，可以减少噪声；采用积分技术可在剂量不增加的情况下减少噪声。

（二）成像方式

DSA 的成像方式很多，各种方法有各自的优势，正确使用能有效地提高 DSA 的图像质量。一般采用脉冲方式来获取蒙片和充盈像，经过处理获得减影图像，用于实时减影的成像方式有脉冲成像、超脉冲成像、连续成像和时间间隔差成像四种方式。采用脉冲方式采集图像，采集频率低（1～3f/s），曝光脉冲宽度大，每帧图像接受的 X 线剂量大，图像信噪比高，图像对比分辨力较高，主要用于活动较缓慢的部位，如头颈部、四肢等。采用连续方式则恰相反。超脉冲成像在短时间内进行 10～30f/s 的 X 线脉冲摄像，然后逐帧高速重复减影，获得快速的动态减影图像，具有频率高、曝光脉冲宽窄、动态显像的特点，这种方式主要用于心脏、肺动脉及冠状动脉等。时间间隔差方式主要用于快速运动的脏器，能够消除相位偏差造成的图像运动伪影。因此，造影时应根据受检部位和诊断要求选择相应的成像方式，使用不同的采集速率，以获取优质的 DSA 影像。

第 2 节 影像质量的控制

一、影像质量控制内容

影像质量决定介入治疗，对 DSA 图像进行质量控制和质量保证，能极大地发挥 DSA 机器本身的性能，能使微小病变、微小血管等得到清楚显示，为介入医师提供优质的影像，能降低患者对比剂的使用量，缩短检查与治疗时间，同时也能减少介入手术医师和患者不必要的辐射。对 DSA 影像质量控制应从以下几个方面进行。

（一）设备运行的质量控制

1. 设备条件 介入治疗常规设备主要为 DSA 和高压注射器，对于 DSA 设备外部环境要求较高，必须提供合格的电源配置和达到良好的接地要求。同时，DSA 是一个电子产品，环境的干扰对 DSA 的成像有很大的影响。高压注射器必须是满足大血管造影所需的专业高压注射器，其压力极限应大于1200PSI。

2. 设备环境 DSA 设备的内部环境应保持一定的温度，设备控制室的温度应在 22℃左右，湿度应在 45%～60%，应有独立的温度控制系统，保证设备的正常运行。DSA 设备也是 X 线辐射装置，而且新一代的 DSA 都带有 C 臂 CT 功能，要根据具体要求对机房、操作室进行有效的辐射安全防护。

3. 机器的维护与保养 DSA 的检查是一种有创检查，机器正常运行是检查的基础。一般要求技术人员在行手术之前必须检查设备的运行情况，发现问题及时报告，并停止检查。设备要有专人负责，定期对设备进行维护与保养，建立设备的维修保养制度，建立维修档案与日志。

（二）技术操作的质量控制

1. 规范化操作是患者安全的核心 DSA 检查是一种创伤较小的手术，检查过程需要医师、技术人员及护理人员的共同配合才能完成。

2. 附属设备的正确使用 附属设备是与 DSA 设备运行密切相关的，准确地使用附属设备能确保 DSA 检查的顺利进行，使图像质量得到保证。DSA 的附属设备有很多，主要有高压注射器、后处理工作站、激光相机等。

3. 辐射防护是检查的根本 DSA 检查是一种 X 线检查，尤其是检查的医师必须在机房内进行操作，辐射防护尤为重要，在检查前必须做好自身的辐射安全防护。同时，DSA 的检查又是一种时间较长的检查，患者接受的辐射剂量相对较多，对患者的防护也应值得重视。

4. 严谨的操作确保图像质量 操作人员必须按规范化进行操作，根据不同的部位、检查目的及检查要求进行相应的操作。充分做好检查前的准备工作，发挥设备的最大功能，缩小照射野，减少辐射剂量，合理使用对比剂，缩短检查时间，提高工作效率。

（三）人员素质的质量控制

1. 技术人员知识结构 DSA 的操作具有一定的专业特点，技术人员必须是放射技术的专业人员，掌握一定的 X 线设备、X 线摄影及计算机等相关知识。同时应有医学影像诊断的基础和 DSA 检查的专业知识。

2. 熟悉设备性能、操作流程及注意事项 DSA 设备比较复杂，功能较多，每一次不准确的操作都会影响整个检查的顺利完成，因此，技术人员必须对设备性能进行了解，对各功能操作准确掌握，才能保证检查的质量。熟悉操作流程及注意事项，时刻保证设备的安全运行。

3. 定期考核与培训 DSA 设备发展很快，需要技师不断学习新知识、新方法，更好地为临床服务。

二、影像质量控制方法

提高 DSA 图像质量必须从 DSA 成像链中的可变因素着手，针对各个环节出现的问题进行图像质量分析及各项技术要素优化，使得 DSA 图像质量得以控制，保证临床诊断、治疗的准确性，为医疗、科研、新技术的应用提供可靠的保障。

1. 建立影像质量保证工作小组 小组成员应包括高年资影像医师、DSA 技师、影像设备维修人员、护理人员及相关专业工程技术人员，一般由 5~7 人组成。

2. 工作人员准入要求

（1）从事 DSA 检查的医师和技术人员应有相应资质。

（2）从事 DSA 检查的医师应有执业医师资格。技术人员应有中专及以上学历，或已取得技师资格。

（3）从事 DSA 检查的医师、技术人员和其他相关人员应经放射防护知识培训合格，取得放射工作人员证。

3. 各种设备日常保养，责任落实到人 科室主任是影像质量控制的第一责任人，保证方案的全面实施，组织定期和不定期的核查。影像质量保证工作小组成员中，医师负责造影手术的技术操作、手术后的处理、影像诊断的质量控制；DSA 技师负责 DSA 检查过程的质量控制；护理人员协助技师做好影像质量控制；影像设备维修人员负责影像设备正常运行，保证影像设备运行稳定，参数准确，发生设备故障及时检修。

4. 检查技术人员必须按操作规程进行工作

（1）首先按顺序开机，检查设备是否完好，确保手术的顺利进行。

（2）做好手术前的核查工作，仔细核对申请单、检查目的和要求，若有不清楚的要主动与医师联系。完成检查后选择符合临床要求的影像，提供给医师进行影像诊断。

（3）术前与患者说明检查过程和注意事项，取得患者术中配合，尽可能地减少运动性伪影的产生。

（4）根据 X 线摄影学原理和诊断要求，选择最佳摄影体位。

（5）根据病变血管的特点，选择恰当的造影检查方式和注射参数。

（6）正确使用遮线器，缩小照射野，提高对比度，使用密度补偿器，防止饱和伪影的产生。

（7）合理应用采集序列，减少不必要的照射。

（8）充分利用 DSA 设备的图像后处理功能，使影像符合诊断要求。

（9）对辐射敏感的组织和器官应尽可能遮蔽。

5. DSA 图像质量评价标准

（1）被检查的血管能清晰显示，包括动脉期、实质期及静脉期，血管走向清晰，细小血管能清晰辨认，图像能满足诊断和治疗要求。

（2）图像的注释齐全、无误，检查号、检查日期、检查医院，患者姓名、性别、年龄，图像采集序列、图像放大、图像测量、图像参数及辐射剂量等信息完整。

（3）检查部位影像标准、图像照射野大小控制适当。

（4）减影图像清晰，整体画面布局美观，影像无失真变形。

（5）无伪影。

6. 电子文档、数字影像资料保存　做好资料的保存包括刻录光盘或上传至 PACS、打印照片等，这些也属于质量控制的重要内容，防止后续机器故障，临床医师不能及时得到图像。或作为法律证据，为日后的佐证材料提供依据。

（1）每一项检查做好资料保存，做好备份。

（2）检查资料的上传，以备临床科室的查阅。

（罗来树）

主要参考文献

陈灏珠，2016. 实用心脏病学. 5 版. 上海：上海科学技术出版社.

付海鸿，余建明，李真林，2022. 医用影像设备（CT/MR/DSA）成像原理与临床应用. 2 版. 北京：人民卫生出版社.

郭启勇，2020. 介入放射学. 4 版. 北京：人民卫生出版社.

韩新巍，2019. 介入医学. 郑州：郑州大学出版社.

蒋烈夫，李敬哲，2017. 介入放射学. 北京：科学出版社.

金征宇，2019. 放射学高级教程. 2 版. 北京：中华医学电子音像出版社.

李茂全，颜志平，2023. 中国肿瘤整合诊治技术指南（CACA）：血管介入治疗. 天津：天津科学技术出版社.

李萌，张晓康，2020. X 线摄影检查技术. 北京：人民卫生出版社.

李彦豪，白晓峰，陈勇，2017. 实用临床介入诊疗学图解. 北京：科学出版社.

马廉亭，2016. 神经系统疾病三维影像融合技术、应用及图谱. 武汉：湖北科学技术出版社.

石明国，2017. 中华医学影像技术学影像设备结构与原理卷. 北京：人民卫生出版社.

石明国，韩丰谈，2016. 医学影像设备学. 北京：人民卫生出版社.

余建明，黄小华，吕发金，2022. 医学影像检查技术学（案例版）. 北京：科学出版社.

余建明，李真林，2018. 医学影像技术. 4 版. 北京：科学出版社.

余建明，曾勇明，2016. 医学影像检查技术学. 北京：人民卫生出版社.